APPRENDRE À LÂCHER PRISE

Libérez votre esprit : Le guide ultime pour apprendre à lâcher prise

Christelle Chartier

Sommaire

Préface

Bienvenue dans ce voyage vers l'art de lâcher prise. Si tu as ouvert ce livre, c'est probablement parce que, comme beaucoup d'entre nous, tu sens parfois que le monde te pèse un peu trop sur les épaules. Que ce soit le stress du travail, les attentes familiales, ou simplement le chaos quotidien, la vie moderne a une façon bien à elle de nous submerger. Mais rassure-toi, tu n'es pas seul.

Ici, on va parler de lâcher prise, et je ne te propose pas un simple guide théorique rempli de jargon incompréhensible. Non, ce livre est conçu pour être ton compagnon de route, un ami qui te parle avec bienveillance et simplicité, pour t'aider à naviguer à travers les vagues tumultueuses de la vie.

Imagine-toi en train de lire ces pages comme si tu discutais avec un ami autour d'un café. On va explorer ensemble des concepts puissants mais accessibles, des petites histoires inspirantes, et des exercices concrets que tu pourras appliquer immédiatement. Pas besoin d'être un expert en développement personnel pour comprendre et utiliser ce que tu trouveras ici. Mon objectif est de rendre tout cela aussi clair et engageant que possible.

Tu te demandes peut-être pourquoi lâcher prise est si important. Eh bien, laisse-moi te poser une question : as-tu déjà ressenti ce poids sur tes épaules, cette pression constante de devoir tout contrôler ? Cette sensation d'être toujours sur le qui-vive, prêt à répondre aux demandes incessantes du monde extérieur ? Nous avons tous été là. Mais imagine un instant pouvoir respirer profondément, te sentir plus léger, plus libre, et plus en paix. C'est ce que ce livre peut t'apporter.

Nous allons ensemble découvrir comment se détacher des choses qui nous pèsent, comment trouver cet équilibre entre ce que nous pouvons contrôler et ce que nous devons accepter. Lâcher prise ne signifie pas abandonner ou renoncer à ses responsabilités, mais plutôt apprendre à vivre plus sereinement, avec plus de clarté et de joie.

Je t'invite donc à te détendre, à ouvrir ton esprit et ton cœur, et à plonger dans cette aventure avec moi. Ensemble, nous allons transformer la manière dont tu vis ta vie quotidienne, en trouvant des moyens simples mais efficaces de relâcher la pression et d'embrasser une existence plus harmonieuse.

Merci de me rejoindre dans ce voyage. Prêt à commencer ?
Allons-y !

Introduction

Comprendre la notion de lâcher prise est une chose importante. D'un point de vue psychologique, lâcher prise signifie que vous ne vous accrochez pas au passé ou à une situation future particulière ; il s'agit de libérer le contrôle et de reconnaître qu'il y a des choses que nous ne pouvons pas contrôler. Ce faisant, nous nous libérons du poids de nous accrocher à ce qui est immuable.

Très probablement, vous connaissez le terme largement utilisé « lâcher prise ». Cette locution implique d'abandonner un certain type de contrôle que nous exerçons généralement sur divers aspects de notre vie. L'idée peut être approfondie et mise en œuvre de multiples manières. Il est donc important de comprendre et d'étudier les possibilités qui peuvent nous aider à lâcher prise !

L'acte de lâcher-prise, vu psychologiquement, implique d'abandonner le désir de dominer tous les coins et recoins de notre existence. Il s'agit de réaliser que nous ne sommes pas des contrôleurs omnipotents de tous les événements ou des actions des gens à notre égard. Cela nous oblige à nous concentrer sur ce qui est sous notre contrôle : nos pensées, nos actes et nos réponses. Par cet acte, nous nous libérons du stress et de l'anxiété excessifs, ouvrant la voie à un environnement propice au développement et à l'épanouissement de soi.

L'acte de lâcher-prise peut être considéré comme une puissante expression de liberté. Il s'aligne sur le concept d'impermanence qui est lié à la compréhension de la mutabilité intrinsèque de tout ce qui existe. Lorsque nous acceptons cette vérité, nous pouvons trouver la paix en relâchant notre emprise sur ce que nous ne pouvons pas contrôler. Lâcher prise présente des avantages : il nous libère de la souffrance auto-infligée et ouvre un espace à de nouvelles possibilités dans la vie.

Abandonner, maîtriser l'art de se débarrasser des reliques dépassées qui nous empêchent d'avancer vers le futur : c'est la quintessence de l'essence de la vie. Qu'il s'agisse de codépendance, d'émotions rancunières, de deuil, de divorce ou de vocations comme la spiritualité, le lâcher-prise ouvre la voie à la métamorphose vers une nouvelle phase. Il implique aussi de se libérer des circonstances et de reconnaître le voile omniprésent d'incertitude qui enveloppe chaque jour d'une lueur de foi dans ce qui nous attend. Ce petit tome exquis résume diverses philosophies derrière le « lâcher-prise », délimite les pierres d'achoppement éparpillées sur son chemin et énumère les outils qui facilitent l'atteinte de cet état. Il propose divers rituels, notamment pour le divorce, qui engloutit continuellement de nombreuses personnes dans son emprise malveillante...

Lorsque nous disons au revoir à ce qui a été, nous laissons les portes de nombreuses bénédictions s'ouvrir dans nos vies. Nous nous libérons d'abord du fardeau émotionnel qui nous retient, en donnant à notre esprit une chance de prendre une profonde respiration et de se détendre. Trouver la liberté en nous sentant plus légers et libérés du passé nous permet de nous concentrer sur le présent : chérir des moments de bonheur et de joie sans être éclipsés par l'histoire. Ce faisant, nous ouvrons la voie à de nouvelles expériences ainsi qu'à de nouvelles relations, nous permettant de nous reconnecter avec nous-mêmes sous un angle différent. Lâcher prise dévoile nos passions, nos rêves et nos aspirations afin que nous puissions les découvrir à nouveau, libres de toutes les entraves que le passé pourrait leur imposer. En fin de compte, se libérer de ses attentes et du poids que les gens placent souvent sur leurs épaules est libérateur. Nous pouvons choisir de mener notre vie à notre manière, en prêtant attention à ce qui compte vraiment pour nous.

Se libérer des émotions négatives, c'est rompre un lien qui nous lie à nos propres souffrances et stagnations. Ce n'est pas facile, mais c'est possible. Nous pouvons développer la capacité de libérer ces émotions négatives d'une manière qui ne nous nuit pas en apprenant à reconnaître et à exprimer nos émotions ; en adoptant la pleine conscience dans nos pratiques quotidiennes ; en recadrant les pensées vers des fins plus positives ; et en abandonnant le contrôle sur les choses que nous ne pouvons pas changer. Lâcher prise est un art : apprenez-le bien et regardez les fardeaux se dissiper comme la brume matinale.

Il s'agit notamment d'un processus graduel qui nécessite du temps et des efforts. La principale condition est d'abandonner les pensées et les émotions négatives. En étant présent pour soi-même grâce à la méditation de pleine conscience, en utilisant des affirmations positives ou en prenant soin de soi, on peut se libérer de ces pensées et émotions négatives et trouver la paix de l'intérieur.

Ce processus de libération est un voyage, un art d'apprendre qui ne se fait pas du jour au lendemain, mais qui porte ses fruits. Abandonner la négativité peut vous conduire vers la sérénité en étant conscient de vos émotions et en pratiquant la pleine conscience : affirmations positives et pardon. Pratiquez l'art du lâcher-prise par la pleine conscience et l'acceptation.

Une méthode efficace pour se détacher consiste à se concentrer sur la pleine conscience et à accepter l'acceptation. Restez attentif au moment présent : reconnaissez vos émotions sans aucun jugement. Réalisez que s'accrocher au passé entrave la progression future : la paix vient par l'acceptation : un instrument de tranquillité.

Adoptez la pleine conscience : prenez un moment pour être présent, en reconnaissant vos pensées et vos sentiments sans les juger. Être attentif vous permet de vous éloigner de vos préoccupations afin de voir les choses sous un jour plus calme et équilibré.

L'acte de lâcher-prise, d'un point de vue philosophique, est étroitement lié à la pleine conscience. Cette dernière nous apprend à observer nos pensées et nos émotions sans être des observateurs critiques ; abandonner ces schémas et attachements négatifs nous offre la liberté. Grâce à la pleine conscience, nous acquérons un aperçu de nous-mêmes et de la nature transitoire de la vie ; cela peut nous aider à lâcher prise et à avancer avec conscience.

L'acte de lâcher-prise constitue un défi, car il ne nous vient pas naturellement. Nous devons travailler sans fin ou continuer de nous efforcer jusqu'à ce que nous atteignions l'objectif. C'est un peu comme maîtriser l'habileté de faire du vélo : on tombe, on se relance et on persévère avec détermination.

Plus qu'un simple manuel ou un ensemble d'instructions, le but de cet ouvrage est de découvrir chez le lecteur ce qui résonne dans son propre parcours. Je présente des clés, des étapes et des outils spécifiques pour un détachement réussi ; cependant, l'objectif principal est de déclencher un processus en lui. Rien ne peut remplacer l'expérience vécue ; nous pouvons rédiger n'importe quel nombre de livres, mais nous ne pouvons qu'amener le lecteur jusqu'au seuil de ses propres rencontres de vie. Si certains aspects de ce qu'il lit touchent une corde sensible, il doit s'arrêter de lire et laisser le temps de ressentir ce qui bouge en lui. Au lieu de l'articuler à la hâte avec des mots, que son attention soit attirée vers les sensations qui jaillissent de son être, esprit et corps en passant par les émotions évoquées. Ce n'est que grâce à ce jeu de résonances que ce livre peut lui être utile de manière significative. Le véritable défi dans l'écriture d'un livre sur le lâcher-prise est que l'acte ne nourrit pas l'esprit du lecteur au niveau cognitif ; cela dépasse notre compréhension, notre raison et tous les mots ou théories que nous y attachons. Pour déclencher ces résonances tacites au sein de chaque individu, je provoque le lecteur avec une myriade de questions tout au long du texte. J'inclus des exercices pratiques à la fin de chaque chapitre et je partage des scénarios réels associés à des émotions distinctes, tous visant à servir de panneaux indicateurs pour un voyage intérieur vers la reconnaissance de soi. Ce processus exige des changements et des métamorphoses légués de l'intérieur, permettant à chacun d'évoluer vers sa véritable essence, sans perdre ce qu'il est intrinsèquement.

Abandonner un passé et entrer dans le futur ne sont pas des étapes faciles, mais elles vous mènent à travers des paysages variés. Comme nous l'avons souligné dans cet article, suivre les étapes essentielles suivantes peut vous aider à abandonner votre passé et à voir la vie d'une nouvelle manière, libre de tout attachement.

Accueillez le sentiment de liberté et d'évolution qu'apporte le lâcher-prise.

Le chemin de la transformation qui implique l'acceptation et la connaissance des contours et de la profondeur de la peur consiste à avancer d'un pas léger tout en reconnaissant notre vulnérabilité et notre force. La vulnérabilité réside dans la faiblesse et la peur ; la force réside dans la construction d'un réseau de soutien. Il serait utile de rappeler que la défaite n'est pas le contraire du succès, mais qu'elle en fait partie : acceptons-la. Faisons ce voyage : les appels à la libération, la liberté nous appelle en partant de là où nous sommes, avec ce que nous avons, vers ce que nous voulons être.

En termes de croissance émotionnelle, relâcher notre emprise peut être un processus de transformation qui ouvre la voie à la liberté en relâchant notre emprise sur les attachements. Lâcher prise implique le détachement : des biens matériels, des personnes qui ne peuvent pas nous rendre la pareille et des croyances qui ne font que nous limiter. Mais lorsque nous lâchons prise, nous créons un espace pour que de nouvelles choses qu'il s'agisse d'opportunités ou de perspectives se manifestent dans nos vies. Cette partie pose un regard multiforme sur l'idée du lâcher-prise ; elle explore différentes perspectives qui suggèrent diverses approches et pratiques qui pourraient faciliter votre cheminement sur ce chemin vers la libération.

Lorsque nous lâchons prise, nous retrouvons confiance et estime de soi. C'est un véritable voyage de libération pour permettre à notre moi intérieur de briller sans les contraintes de nos façades controlantes. Abandonner le contrôle est un acte de force ; lâcher prise est un acte de liberté. Découvrez ce que signifie vraiment lâcher-prise et être libre : maintenant, sans aucune retenue, libérez-vous simplement.

Aspect	Description	Pourquoi c'est important	Comment commencer
Définition	Lâcher prise signifie libérer son emprise mentale et émotionnelle sur des choses que l'on ne peut pas contrôler.	Permet de réduire le stress et l'anxiété, favorise la paix intérieure.	Prendre conscience de ce qui nous pèse et accepter l'idée de s'en libérer.
Avantages	Réduit le stress, améliore la santé mentale,	Vivre une vie plus équilibrée et sereine.	Pratiquer la pleine conscience et la méditation.

	favorise une meilleure concentration, renforce les relations personnelles.		
Obstacles	Peur de perdre le contrôle, attachement émotionnel, habitudes ancrées.	Comprendre ces obstacles permet de mieux les surmonter.	Identifier ses peurs et travailler progressivement à les diminuer.
Techniques	Méditation, pleine conscience, journaling, exercices de respiration, thérapie.	Offrent des outils concrets pour pratiquer le lâcher prise.	Intégrer ces techniques dans sa routine quotidienne.
Exemples Concrets	Libérer les ressentiments passés, accepter les	Illustrent comment appliquer le lâcher prise	Commencer par un petit exercice chaque jour,

	situations incertaines, déléguer des tâches.	dans la vie quotidienne.	comme noter ses ressentiments et les relâcher.
Ressources	Livres, applications de méditation, groupes de soutien, séances de coaching.	Fournissent un soutien et des outils supplémentaires.	Rechercher et utiliser ces ressources pour approfondir sa pratique.
Premiers Pas	1. Reconnaître ce qui vous stresse. 2. Accepter que tout ne peut pas être contrôlé. 3. Pratiquer la respiration profonde.	Donnent une feuille de route claire pour débuter.	Suivre ces étapes progressivement et noter les changements ressentis.

Chapitre 1

Comprendre le lâcher-prise

Idées reçues sur le lâcher-prise : existe-t-il vraiment des concepts plus préjudiciables à la pratique de l'acceptation et du changement que les notions courantes entourant l'expression « lâcher prise » ?

Adoptez l'art du détachement. Lâcher prise est une philosophie de vie ancrée dans la libération du stress, le bannissement de l'anxiété et l'adieu aux soucis. Elle implique de nourrir un état d'esprit positif, de se libérer des chaînes du contrôle et de placer une confiance implicite dans sa capacité instinctive à s'acclimater aux contours de la réalité. Explorez les innombrables avantages associés à l'adoption de cette pratique libératrice. Examinons également certains exercices qui facilitent l'apprentissage de cet art inestimable et comment il peut influencer positivement votre bien-être quotidien.

L'acte de lâcher-prise implique principalement l'acceptation et l'acceptation des changements — avoir la capacité de percevoir la réalité réelle sans être maîtrisé par un monde illusoire où les événements se déroulent exactement comme nous les avons imaginés ou planifiés. Cela implique en outre d'abandonner le contrôle de tous les aspects de notre vie dans le but de nous protéger des événements imminents et d'anticiper toute douleur ou vulnérabilité. En fin de compte, lâcher prise implique de se désengager de toutes les sources de tourments qui entravent notre progression et de se retenir.

L'acte de lâcher-prise est communément décrit comme une panacée mystique à tous nos conflits intérieurs. Mais cet état n'est pas facile à atteindre : aucun pas ne doit être pris pour acquis pour y parvenir.

Reconnaissez le changement comme une partie intrinsèque de la vie.

La vie est une série sans fin de changements et de croissance ; y résister ne fait que retarder le développement personnel et ferme la porte à de nouvelles possibilités passionnantes. Lorsque vous vous lancez dans un nouveau voyage avec votre âme sœur, laisser derrière vous ce qui ne vous sert plus occupe une place centrale dans l'adoption du changement. Nous abordons ici ce concept radical d'acceptation sous différents points de vue.

La vie est pleine de changements et il est impossible de les arrêter. Chaque instant que nous vivons depuis le début jusqu'à la naissance nous entoure de nouvelles expériences, de problèmes et d'ouvertures qui déclenchent notre évolution et nous obligent à nous adapter à l'environnement qui nous entoure. Néanmoins, même si le changement est inévitable, il a généralement une connotation négative lorsqu'il est introduit avec des mots comme résistance ou peur. Nous avons tendance à garder ce que nous savons bien et avec lequel nous nous sentons à l'aise parce que nous ne voulons pas sortir des situations qui nous rendent heureux. Cependant, développer une « vision sage » du changement pourrait vous conduire sur la voie de la croissance personnelle : la transformation grâce à une meilleure compréhension de vous-même et du monde qui vous entoure.

Le changement est un élément constant de la vie de chaque individu. Il peut apporter de la joie et de la positivité, ou être considéré comme un défi. Mais, quelle que soit la nature du changement lui-même, il est crucial de comprendre que l'acceptation occupe une place importante dans notre capacité à progresser et à découvrir la tranquillité. L'acceptation n'implique pas l'abandon ou la soumission à une situation. Il s'agit plutôt de reconnaître la réalité de ce qui se passe et de trouver un moyen d'y répondre : de s'adapter et de prospérer. En ce sens, l'acceptation devient un instrument puissant qui nous permet de traverser les circonstances les plus difficiles, tout en nous donnant les moyens de façonner notre réalité future.

Reconnaissez le moment où vous devriez renoncer à quelque chose.

Comprendre quand céder est la clé. Les indications selon lesquelles il est peut-être temps de relâcher votre emprise sur quelque chose impliquent de ressentir une stagnation, de ressentir des émotions négatives et d'observer des schémas cycliques dans votre vie. À titre d'illustration, si vous essayez de sauver une relation depuis des années sans aucun résultat positif, il est peut-être temps de lâcher prise : l'effort n'en vaut tout simplement pas la peine.

Être capable de repérer les signes indiquant qu'il est temps de lâcher prise peut être difficile, mais important pour l'évolution personnelle et le bien-être. Il est crucial de faire confiance à votre instinct et de vous placer en premier : lâcher prise n'implique pas l'abandon ; il annonce plutôt de nouveaux départs et perspectives. N'oubliez pas : reconnaître le fait qu'il est temps pour nous d'abandonner quelque chose peut être difficile et est nécessaire à la croissance personnelle. Lâcher prise signifie faire place à de nouvelles expériences ; n'abandonnez pas, faites de la place. S'abandonner, c'est aussi abandonner des pensées, des notions ou un récit de votre histoire qui ne vous correspond plus. Un métier qui ne vous convient plus. Nous vous encourageons à abandonner en croyant que la vie prendra soin de vous.

Tactiques pour favoriser l'acceptation et nous propulser vers l'avenir.

La découverte de nouvelles façons de couper le cordon et de faire un pas en avant est la clé de la libération alors choisissez la meilleure solution. Les options sont nombreuses ; elles vont de la pleine conscience et de la méditation à la thérapie ou aux exercices physiques, en passant par la tenue d'un journal. Une autre bonne idée est de libérer notre espace de vie des objets inutiles qui drainent de l'énergie par leur simple présence. Nous devons trouver des exutoires positifs à nos émotions afin d'évoluer vers un meilleur endroit par rapport à l'endroit où nous nous trouvons actuellement émotionnellement, psychologiquement et même physiquement.

Enfin, l'échec des tactiques de contrôle du stress et des stratégies efficaces de lâcher-prise peut compliquer les choses. Mais il est possible de maîtriser progressivement l'art du lâcher-prise avec de la pratique, de la patience et de la persévérance.

Lâcher prise n'implique pas succomber à l'inertie ; cela nécessite une reconnaissance lucide de nos défis, en distinguant ce qui échappe à notre contrôle (et doit donc être accepté) de ce que nous pouvons relever de manière proactive. Lâcher prise signifie flexibilité et adaptabilité. S'accrocher à une interprétation pieuse de la réalité qui correspond à nos notions ou désirs préconçus nous conduit le plus souvent dans des impasses.

Entretenez une attitude positive afin d'accepter toute transformation.

Pour considérer le changement comme une menace ou une peur, adoptez une vision de ce qu'il pourrait être. Le changement peut être considéré comme une opportunité au lieu d'être considéré comme quelque chose qui doit être rejeté et nié à tout prix parce qu'il nous permet de grandir et d'apprendre. Nous devons changer notre perspective à ce sujet et accepter le changement comme le cours naturel de la vie ; ce changement de mentalité nous permettra de réaliser que beaucoup de bénéfices peuvent en découler.

On ne saurait trop insister sur l'importance d'adopter un état d'esprit de croissance afin d'accepter le changement. C'est la conviction que nous avons la capacité d'apprendre et de grandir à partir de toutes les expériences, même celles qui sont difficiles. Avoir un état d'esprit de croissance nous permet de nous concentrer sur ce qui est possible plutôt que sur ce qui est impossible ; cela nous aide à voir les opportunités plutôt que les problèmes. Par exemple, certaines personnes peuvent considérer la perte d'emploi comme une tragédie, mais d'autres y voient une opportunité de poursuivre leur passion, de démarrer leur propre entreprise ou même de découvrir de nouveaux cheminements de carrière, ce qui indique qu'il serait inapproprié pour toutes les personnes impliquées dans cette situation de faire leur deuil.

Conscients de l'impact du changement, nous devons apprendre à prendre des risques pour notre propre croissance et mener une vie de meilleure qualité. En favorisant un état d'esprit de croissance et en affrontant nos peurs, nous pouvons découvrir qui nous sommes vraiment. Nous devons essayer de nouvelles choses et accepter l'incertitude qui nous empêche d'atteindre notre plein potentiel. Tentez votre chance : acceptez le changement et laissez-le vous guider.

Le pardon ou le lâcher-prise conduit à la libération émotionnelle. Les rancunes, le ressentiment ou les souvenirs douloureux du passé peuvent entraver notre propre croissance et notre bien-être. Mais lorsque nous abandonnons ces émotions négatives, nous nous libérons de l'ancre qui nous retient ; créant un espace pour la guérison et la positivité. Par exemple, pardonner à un malfaiteur peut entraîner un immense sentiment de paix intérieure et une amélioration des relations : un vide qui n'aurait pas existé si le pardon n'avait pas eu lieu.

Accueillir le changement est la clé de l'évolution personnelle. Cependant, c'est plus facile à dire qu'à faire : cela représente également une opportunité de naissance de nouvelles expériences et de nouvelles connexions. L'aborder à bras ouverts en reconnaissant ses émotions, en s'engageant dans l'amour-propre, en élaborant une stratégie ; en étant conscient du moment présent et en demandant de l'aide, favorise une transition harmonieuse. En bref, accepter le changement n'a jamais consisté à abandonner le passé ; il s'agit plutôt d'évoluer en abandonnant ce qui vous retient.

Créer un espace pour l'évolution et la croissance personnelles ne peut être réalisé que lorsque nous sommes prêts à lâcher prise. Un jardin doit être taillé pour qu'il puisse prospérer ; de même, nous devons nous détacher de ce qui entrave notre croissance afin de permettre de nouvelles opportunités et expériences dans nos vies. Cela pourrait impliquer de se séparer de croyances ou de relations dépassées qui ne nous servent plus, ainsi que de dire adieu à des habitudes profondément ancrées en nous. En accueillant le changement, nous ouvrons la voie aux possibilités inconnues qui nous attendent et qui contribuent à notre propre développement et évolution.

Aspect	Description	Pourquoi c'est important	Comment l'appliquer
Concept Fondament al	Lâcher prise signifie abandonner le besoin de tout contrôler et accepter les choses telles qu'elles sont.	Libère du stress et de l'anxiété, permet de vivre plus sereinement.	Reconnaître les situations hors de notre contrôle et pratiquer l'acceptation.
Bénéfices Émotionnel s	Réduction de l'anxiété, amélioration	Favorise une meilleure santé mentale	Pratiquer la gratitude et se

	de l'humeur, augmentation de la résilience.	et un bien-être émotionnel.	concentrer sur les aspects positifs de la vie.
Obstacles Communs	Peur de l'inconnu, attachement émotionnel, croyances limitantes.	Comprendre ces obstacles aide à les surmonter.	Identifier et remettre en question les croyances limitantes.
Méthodes Pratiques	Méditation, pleine conscience, exercices de respiration, journaling.	Fournissent des outils concrets pour pratiquer le lâcher prise.	Intégrer ces pratiques dans la routine quotidienne.
Signes de Progression	Sentiment de paix intérieure, moins de stress, meilleure	Indiquent que le lâcher prise commence à prendre effet.	Noter les moments de calme et de clarté, et les célébrer.

	gestion des émotions.		
Exemples Concrets	Pardonner les autres, accepter les incertitudes, déléguer des responsabilité s.	Montrent comment le lâcher prise peut être appliqué dans diverses situations.	Pratiquer le pardon et laisser aller les ressentiment s.
Ressources Utiles	Livres, podcasts, applications de méditation, groupes de soutien.	Offrent un soutien supplémentai re et des informations.	Explorer ces ressources et intégrer ce qui résonne avec vous.
Étapes Initiales	1. Identifier les sources de stress. 2. Accepter l'incertitude. 3. Pratiquer la respiration consciente.	Donnent une direction claire pour commencer.	Mettre en œuvre ces étapes une par une et observer les changement s.

Chapitre 2

Les obstacles au lâcher-prise

Il est crucial de surmonter les barrières émotionnelles et psychologiques pour lâcher prise.

L'idée de lâcher prise, psychologiquement parlant, signifie que nous devons faire face à la peur de perdre ce que nous avons ou d'être abandonné. Ce sont des émotions profondément enracinées dans nos expériences de vie qui remontent à nos premières années ; nous appelant à regarder en nous-mêmes et à comprendre les modèles d'attachement que nous avons développés. Sur le plan spirituel, cela implique de reconnaître que les relations sont éphémères et que notre bonheur ne repose pas que sur des liens extérieurs, mais dépend aussi de notre degré de connexion avec notre moi intérieur.

Le détachement est difficile, mais il est nécessaire à son propre développement. Nous pouvons nous libérer de ce qui ne nous permet pas d'évoluer en comprenant progressivement les attachements émotionnels, en évaluant leurs effets et en restant attentifs. Notez qu'éprouver de la tristesse, c'est bien pendant une certaine période, cela montre notre humanité et notre capacité à changer.

Réalisez que lâcher prise est un état d'esprit qui évolue, se poursuit et se ressent. Lorsque nous éprouvons des émotions, ne les analysons pas. Prenons juste le temps de les ressentir et d'arrêter nos pensées. Voyez la peur de la perte et l'attachement à ce qui a été. De cette façon, nous pouvons doucement relâcher l'emprise de ces éléments sur nous, ne serait-ce que brièvement, afin d'être plus en harmonie avec nous-mêmes.

Pour un individu dont la principale préoccupation est de perdre ce qu'il possède déjà, il est essentiel de faire preuve de curiosité à l'égard des limites mal conçues et de le rassurer sur ce qui le dissuade le plus, ainsi que sur ce qui a de l'importance pour lui. Vous devez choisir vos mots avec soin et présenter des arguments valables pour démontrer qu'une relation sérieuse n'équivaut pas à la captivité.

La plus grande peur qui nous empêche de lâcher prise repose souvent sur l'idée de perdre notre identité. Nous sommes tellement attachés à certains rôles, relations ou croyances que nous craignons de ne pas nous reconnaître si nous les abandonnons. Paradoxalement, lâcher prise pourrait être pour nous une manière de découvrir qui nous sommes vraiment. Parce qu'en nous libérant de ces étiquettes et attentes imposées par la société ou auto-imposées, nous pourrions être en mesure de découvrir l'essence de notre être sans prétention et mener ainsi une vie plus satisfaisante.

Les hommes vivent en fait dans le passé et visualisent leurs relations futures en fonction de ce qu'ils ont vécu avec leurs ex-partenaires.

Le contrôle, en tant que mécanisme de défense, vise à protéger notre santé psychologique. Cependant, même si le besoin de contrôle est intrinsèque et essentiel, un excès de contrôle peut s'avérer contre-productif ou préjudiciable à notre bien-être. Il existe certains principes étroitement liés au tissu même de notre humanité qui servent de barrières à notre illusion de contrôle.

Gérez vos émotions, votre temps, vos relations et même votre corps : ce comportement est réconfortant dans un monde perçu comme imprévisible et effrayant. Cependant, le besoin de contrôle expose davantage nos vulnérabilités que nos capacités. Cela engloutit une grande partie de notre force vitale dans les profondeurs inconnues de l'abandon.

Acceptez le changement et l'inconnu, car il est essentiel de reconnaître que plus nous insistons sur le contrôle, plus nous améliorons notre problème, le nourrissant ainsi par la cause et l'effet, qui à leur tour nourrissent sa croissance.

Introduire une situation nouvelle implique de plonger dans le domaine de l'inconnu et donc d'accueillir la peur à bras ouverts : peur de l'erreur, peur de l'échec, etc.

Il y a des occasions où des transformations entrent dans nos vies de manière involontaire et au-delà de notre volonté qu'il s'agisse du départ d'un travail qui nous a autrefois ancrés, de la fin d'une relation qui nous a défini, ou de l'appel inexorable à abandonner tout ce que nous avons connu. Se soumettre à ces circonstances implique de reconnaître leur arrivée à bras ouverts ; adaptant nos actions ou nos perspectives, mais aussi les contours de notre essence même en réponse à cette métamorphose. C'est ainsi que nous pourrons recalibrer notre vision, en tirant notre force de ce qui pourrait apparaître comme des ombres jouant sur les murs des opportunités.

Mais le changement peut être terrifiant : il déclenche la peur en nous, nous incitant à prendre des mesures d'auto-préservation. Le changement implique d'entrer dans des territoires inexplorés où le doute se cache inconfortablement en nous. Pourtant, cette peur peut être considérée comme un phare, éclairant des sources inexploitées de développement des talents : une opportunité que nous devons saisir. Et comment procéder ? Trouver un débouché pour ces talents qui non seulement nous récompense, mais aussi les autres. Le coaching devient ainsi un outil pour plonger dans votre domaine émotionnel, comprendre et apprivoiser ces vagues tumultueuses tout en acquérant une intelligence émotionnelle.

Cultivez l'auto-compassion ainsi que l'acceptation.

L'auto-compassion agit comme un agent vital pour favoriser l'acceptation de soi. En reconnaissant nos imperfections, nous sommes gentils avec nous-mêmes, ce qui favorise la compassion envers nous-mêmes. Plutôt que de condamner ou de trouver des défauts, choisissons d'être notre soutien émotionnel et de nous accepter sans jugement pour qui nous sommes.

Afin de pratiquer l'auto-compassion et de favoriser l'amour-propre, méditez chaque jour, notez vos victoires et vos qualités. Soyez attentif, car cela vous relie à vos sentiments. Intégrez lentement ces trois pratiques à votre routine quotidienne.

Le bien-être émotionnel est un autre fruit issu de la pratique de l'auto-compassion et de l'acceptation de soi. Lorsque nous nous offrons de la compassion, semblable à celle que nous offririons à un être cher, cela aide à calmer notre esprit et à apaiser notre cœur. Nous rassemblons nos forces face aux défis de la vie parce que nous savons que quoi qu'il arrive, nous sommes toujours là. La vie exige du contrôle, mais plus important encore, elle a besoin de soutien : soyons là les uns pour les autres quoi qu'il arrive.

Le contrôle sert de mécanisme de défense visant à préserver notre santé émotionnelle. Pourtant, même si le besoin de contrôle est profondément ancré en nous, ses extrêmes peuvent se retourner contre nous et entraîner plus de mal que de bien. Il existe certains principes inhérents à l'être humain qui agissent comme des barrières à nos illusions de contrôle.

Régulez vos émotions, votre temps, vos connexions, votre forme physique. Dans un monde instable perçu comme effrayant, cette posture est réconfortante. Cependant, la soif de contrôle expose davantage nos vulnérabilités que nos capacités et elle accapare une partie importante de notre force vitale.

Il devient donc nécessaire d'admettre que plus nous persistons à désirer le contrôle, plus nous ajoutons des couches à notre problème et par conséquent, plus nous l'alimentons, ce qui conduit à son expansion. "Plus nous cultivons notre appréciation, notre gratitude pour ce que nous possédons et ce que nous subissons, plus il nous est facile d'y renoncer".

Obstacles	Description	Pourquoi c'est un obstacle	Comment le surmonter
Peur de l'Inconnu	Crainte de ce qui pourrait arriver si l'on perd le contrôle.	Empêche de prendre des risques et de se détendre.	Pratiquer la pleine conscience et se concentrer sur le moment présent.
Attachement Émotionnel	Difficulté à se détacher des relations, objets ou situations.	Provoque de l'anxiété et du stress en maintenant des liens malsains.	Cultiver la gratitude et apprendre à apprécier les souvenirs sans s'y accrocher.
Croyances Limitantes	Idées préconçues sur ce qui est nécessaire pour être heureux ou réussir.	Restrict les possibilités et bloque la croissance personnelle.	Identifier et remettre en question ces croyances, adopter une mentalité de croissance.
Besoin de Contrôle	Nécessité de tout organiser et gérer pour se sentir en sécurité.	Génère du stress et empêche la flexibilité.	Pratiquer la délégation et accepter que tout ne peut pas être contrôlé.
Peurs et Inquiétudes	Anxiété face à des résultats négatifs potentiels.	Perturbe la paix intérieure et cause une détresse constante.	Faire des exercices de respiration, méditer et se concentrer sur

36

			les aspects positifs.
Perfectionnisme	Désir que tout soit parfait et sans erreur.	Provoque de la frustration et de la déception.	Accepter l'imperfection comme partie intégrante de la vie et fixer des attentes réalistes.
Manque de Confiance en Soi	Doute de ses capacités à gérer des situations imprévues.	Empêche de prendre des décisions audacieuses et de lâcher prise.	Renforcer la confiance en soi par des affirmations positives et des petites réussites.
Habitudes Ancrées	Comportements et pensées répétitifs et rigides.	Difficile à changer et à surmonter.	Introduire de nouvelles routines progressivement et pratiquer la patience.
Influences Extérieures	Pressions sociales, familiales ou professionnelles.	Crée une dépendance à l'approbation des autres.	Apprendre à définir et à respecter ses propres limites, dire non quand nécessaire.

Chapitre 3

Les bienfaits du lâcher-prise

Apprenez à connaître la libération et ce qu'elle signifie.

Prendre conscience du sens de la libération et de l'acquittement est une arme puissante dans le processus de notre voyage de découverte de soi, qui nous mène à la croissance personnelle. Lorsque nous choisissons de nous libérer des aspects négatifs et de nous pardonner ainsi qu'aux autres de manière consciente, nous ouvrons un espace pour des transformations positives qui rendront notre avenir meilleur. Prenons donc la liberté et le pardon comme partie intégrante de la guérison ; faisons-en les premiers pas sur notre chemin vers la métamorphose.

Deux concepts puissants : libération et acquittement. Ils sont liés à la découverte de la paix intérieure et à l'abandon de ces fardeaux émotionnels. Aussi peu familières qu'elles puissent paraître, leurs racines sont profondément ancrées dans la croissance personnelle et le développement personnel, c'est là que nous nous aventurerons dans une analyse sur ces termes : libération et acquittement. L'objectif principal serait de comprendre ce qu'ils impliquent. Néanmoins, même si elles sont peu orthodoxes, la mise en œuvre de telles pratiques peut conduire à des changements positifs dans nos vies.

La libération peut être subjective ; chacun le prend à sa manière. Pour certains, la libération peut signifier surmonter leurs peurs et leurs insécurités, se libérer des limitations qu'ils s'imposent et qui freinent leur croissance personnelle. D'autres cherchent à se libérer de relations toxiques ou d'habitudes malsaines qui entravent leur capacité à éprouver de la joie et à s'épanouir. Parvenir à la libération personnelle exige un regard intérieur honnête, une profonde conscience de soi et la faculté à se libérer de ces zones que nous avons rendues confortables, mais qui nous étouffent. Cela revient à relever les défis qui se présentent à nous. Être disposé est un choix que vous devez faire.

Arrêtez d'être prisonnier de vos traumatismes passés et des croyances qui vous retiennent.

Une autre façon de vous débarrasser complètement de ces croyances est de faire quelque chose qui vous fait peur : sortir de votre zone de confort. Ce n'est que lorsque vous agirez que vous réaliserez qu'il s'agit de la seule véritable forme de thérapie qui confirme les progrès vers l'avenir. Fixez-vous de petits objectifs : trouvez des moyens de les atteindre, même s'il existe des facteurs qui peuvent sembler paralysants.

S'échapper des chaînes de croyances limitantes n'est jamais une tâche facile. Cela exige des efforts et du courage pour réfléchir profondément sur soi-même. En sachant d'où viennent ces croyances, en remettant en question leur validité, en vous affirmant positivement, en demandant de l'aide, mais surtout en prenant les mesures appropriées sans regarder en arrière, vous pouvez sortir de votre propre chemin. Éliminez les barrières que vous vous imposez qui vous empêchent de réaliser votre plein potentiel. Au lieu de cela, acceptez de tels actes dans le cadre du processus et soyez vigilant. Observez comment de nouvelles portes s'ouvrent devant vous sans aucune attente sur ce qui peut se cacher derrière elles. De nouvelles opportunités s'offrent à vous, ouvrant la voie à des territoires inexplorés qui n'auraient jamais été possibles sans cet acte d'audace. Il y a des moments où nous ne pouvons pas attendre que la motivation nous frappe, mais où nous devons d'abord commencer à bouger et laisser l'élan créer sa propre motivation !

Les individus qui ne peuvent que se libérer de leurs croyances limitantes et faire confiance à leur intuition sont capables de se laisser séduire par la vie.

Acceptez le changement et sortez des zones de confort.

Il y a une liberté dans l'acceptation du changement qui nous libère des cycles monotones et nous conduit à trouver de nouvelles directions. Rappelez-vous un moment où vous êtes sorti de votre zone de confort et avez essayé autre chose que ce à quoi vous êtes habitué : peut-être avez-vous fait le choix de vous lancer dans un passe-temps inconnu ou de suivre des trajectoires de carrière inexplorées. En acceptant l'incertitude, vous créez un espace pour des expériences nouvelles, des perspectives variées et diverses opportunités qui se présentent à vous. Le changement a le potentiel d'agir comme un stimulant pour le développement personnel et la réalisation de soi : nous poussant à nous remettre en question, à dépasser nos limites et, finalement, à atteindre notre potentiel optimal.

Rappelons que la modification n'est pas toujours facile et qu'elle peut nécessiter de sortir de sa zone de confort. Néanmoins, en accueillant le changement, vous pouvez adopter une vie prospère. Faites un pas audacieux sans regarder en arrière : établissez vos objectifs et saisissez l'enchantement.

Prenez des mesures courageuses : ne laissez pas la peur ou l'incertitude entraver vos progrès ; prenez des mesures courageuses et prenez des décisions audacieuses, même si cela signifie sortir de votre zone de confort. Croyez en vous, faites confiance à vos capacités et à votre intuition : laissez-les vous guider vers vos aspirations.

Amélioration du bien-être mental et émotionnel : Se libérer des émotions et des pensées négatives peut entraîner une diminution des niveaux de stress et d'anxiété ; cela nous aide à nous concentrer sur le moment présent et à adopter une perspective positive de la vie.

Dans la gestion du stress, le relâchement est également un élément vital. Garder des émotions négatives ou s'attacher à des choses qui ne sont pas sous notre contrôle peut conduire à un stress chronique et à des situations dans lesquelles nous nous sentons impuissants. En maîtrisant la pratique du lâcher-prise, nous réduisons notre niveau de stress et constatons que la paix intérieure est beaucoup plus facile à cultiver.

De plus, les recherches indiquent qu'à la fin du traitement, il y a une réduction notable de l'anxiété, de la dépression, de la tension intérieure ainsi qu'une optimisation du sentiment de bien-être et de la qualité du sommeil. Ces évolutions positives sont plus prononcées à moyen terme. Les résultats à court terme indiquent en outre une association statistique entre l'abandon du contrôle et l'expérience d'un plus grand soulagement de la douleur. Plus tôt les patients relâchent leur contrôle, plus les résultats se révèlent clairs et durables.

S'adapter aux défis de la vie.

C'est un processus continu qui nous oblige à développer notre ingéniosité et notre inventivité. En accueillant le changement, en cultivant la ténacité et l'auto-compassion, en recherchant de l'aide auprès d'autres personnes ou ressources et en favorisant une mentalité de croissance, nous sommes capables de surmonter les épreuves en tant que vainqueurs et de devenir de meilleurs individus à part entière. Gardez toujours à l'esprit que ces défis ne visent pas à faire de nous ce que nous sommes, mais plutôt à nous façonner pour devenir celui que nous pouvons être à notre meilleur.

La capacité de faire face aux défis et de réagir aux difficultés est une qualité de vie essentielle. La résilience nous aide en premier lieu. Elle se crée grâce au développement de la conscience de soi, de relations sociales solides, de perspectives réalistes et optimistes, d'objectifs clairs, de gestion du stress et d'adaptabilité avec gratitude. Ne pensez jamais que la résilience est inhérente, rappelez-vous qu'elle peut se développer au fil du temps en tant que compétence par la pratique ! Commencez dès aujourd'hui à travailler sur vos capacités de rebond et vous évoluerez pour devenir un individu plus fort à chaque étape de votre voyage.

L'une des capacités les plus essentielles dont nous disposons pour pouvoir affronter et gérer notre état d'esprit émotionnel dans la vie est la résilience. Être résilient signifie avoir la capacité de se remettre de l'adversité, de s'adapter face au changement et d'être capable de gérer le stress. Il ne s'agit pas de rester à l'écart ou d'agir comme si les situations difficiles n'existaient pas, nous devons développer une attitude mentale et acquérir des compétences telles que des mécanismes de résolution de problèmes qui aident à gérer efficacement toute forme de négativité qui se présente à nous. Dans cette partie, nous examinons la résilience, ce qu'elle implique, puis proposons des moyens pratiques par lesquels on peut la construire et la renforcer.

Amélioration des liens entre les gens.

S'engager dans la pratique consistant à co-définir les aspirations et les rêves individuels ainsi que les défis peut s'avérer être un rituel de rapprochement intéressant pour les proches. La capacité d'écouter et de comprendre la situation d'une autre personne avec empathie est tout aussi importante que de lui donner des conseils au moment opportun ou un soutien émotionnel et des encouragements. Lorsque les gens s'impliquent activement dans le parcours de croissance personnelle de leur partenaire, les relations sont entretenues ; cela donne également lieu à un sentiment d'unité. Chaque acte que nous accomplissons résonne à travers l'éternité.

Au cours de notre voyage, nous rencontrons de nombreuses relations qui influencent largement la façon dont nous vivons la vie et dont nous grandissons personnellement. Néanmoins, comme tout le reste dans ce monde, les relations ont aussi une date d'expiration. Cela peut sembler intimidant d'y penser, mais réaliser cette métamorphose organique est essentiel à notre santé émotionnelle ainsi qu'à notre évolution individuelle.

S'impliquer dans des passe-temps partagés peut contribuer à renforcer les liens avec les autres et à créer des impressions indélébiles. Qu'il s'agisse de cuisiner ensemble, de faire de la randonnée, de suivre des cours de danse ou même de jouer à des jeux de société en équipe, s'engager dans des activités que tous les participants trouvent agréables favorise l'unité et garantit que le lien tissé est plus fort. De telles traditions offrent des opportunités où les gens peuvent s'instruire les uns les autres, travailler ensemble et créer des expériences uniques qui seront toujours chéries pour les années à venir.

BIENFAITS	DESCRIPTION	POURQUOI C'EST BÉNÉFIQUE	COMMENT L'ATTEINDRE
RÉDUCTION DU STRESS	Diminution de la tension mentale et physique.	Permet de se sentir plus calme et équilibré.	Pratiquer la méditation et la pleine conscience régulièrement.
AMÉLIORATION DE LA SANTÉ MENTALE	Moins d'anxiété, de dépression et d'épuisement émotionnel.	Favorise un état d'esprit positif et résilient.	Consulter un thérapeute, faire des exercices de respiration profonde.
AUGMENTATION DE LA CONFIANCE EN SOI	Renforcement de la perception de ses capacités.	Permet de prendre des décisions plus audacieuses et éclairées.	Se fixer des petits objectifs et les atteindre progressivement.
RELATIONS PLUS SAINES	Meilleure communication et moins de conflits.	Crée des liens plus profonds et authentiques avec les autres.	Pratiquer l'écoute active et le pardon.
MEILLEURE QUALITÉ DE VIE	Plus de joie, de satisfaction et de gratitude.	Rend la vie quotidienne plus agréable et significative.	Tenir un journal de gratitude, se concentrer sur les aspects positifs.
CLARTÉ MENTALE	Pensées plus claires et moins d'encombrement mental.	Facilite la prise de décisions et la résolution de problèmes.	Pratiquer le journaling et organiser ses pensées.

RENFORCEMENT DE LA RÉSILIENCE	Capacité accrue à faire face aux défis et aux échecs.	Aide à rebondir plus rapidement et efficacement.	Adopter une attitude positive face aux difficultés et apprendre des échecs.
ÉPANOUISSEMENT PERSONNEL	Développement de son potentiel et de ses passions.	Conduit à une vie plus alignée avec ses valeurs et ses aspirations.	Explorer de nouvelles activités et se fixer des objectifs personnels.
SÉRÉNITÉ INTÉRIEURE	Sentiment de paix et de contentement.	Crée un état d'harmonie et de bien-être intérieur.	Pratiquer la méditation, la prière, et passer du temps dans la nature.
AMÉLIORATION DE LA PRODUCTIVITÉ	Plus de concentration et d'efficacité dans les tâches.	Permet d'accomplir plus avec moins de stress.	Prioriser les tâches importantes et éviter le multitâche.

Chapitre 4

Techniques pour lâcher-prise

Acceptez la nécessité de la libération.

Nous sommes obligés de nous libérer lorsque nous sommes confrontés à certains événements importants de la vie : accident, maladie, licenciement, etc. Cependant, il est également possible de s'engager dans de petits exercices quotidiens, même s'ils peuvent être banals pour lâcher prise.

La libération est donc un acte de foi. Elle implique de reconnaître nos limites, d'apprécier les autres dans leur unicité et de se confronter à ce qui est devant nous ici et maintenant. Pour découvrir cet état de lâcher-prise, cessons de désirer la perfection.

En conclusion, renoncer au contrôle implique d'accepter la réalité même lorsqu'elle s'écarte de nos souhaits. C'est la résistance qui mène à la douleur ; et la résistance est le refus d'accepter la réalité. Accepter la réalité pourrait être la clé pour lâcher prise.

Il s'agit de prêter attention ici et maintenant à vous-même et à votre environnement. La méditation de pleine conscience aide à lâcher prise en ne jugeant ni en réagissant ; cela aide à trouver la paix en vous-même et aussi avec les personnes autour de vous. La pratique favorise une relation harmonieuse avec vous-même et les personnes qui vous entourent comme les membres de votre équipe.

La méditation est un instrument précieux dans le développement de la pleine conscience. Cependant, peu de gens savent comment l'intégrer efficacement dans leur vie quotidienne. Elle favorise la réduction du stress et la tranquillité mentale tout en nourrissant l'art du lâcher-prise, essentiel pour prendre du recul sur des événements imprévus ou des circonstances stressantes. La partie pratique de cet atelier vous fera découvrir différentes techniques : choisissez celles qui vous parlent le plus, vous permettant de vous ancrer dans le moment présent.

La pratique de la méditation de pleine conscience est une façon de lâcher prise. Cela signifie prêter attention à toutes vos pensées, sentiments et sensations dans le corps sans aucun jugement. Elle est particulièrement utile lorsque vous arrêtez de vous contrôler, car des exercices comme la respiration consciente ou l'analyse corporelle vous font prendre conscience d'être présent dans l'entraînement mental, en restant détaché des pensées parasites qui pourraient vous distraire. Ils peuvent également être inclus parmi les techniques de relaxation efficaces visant à soulager la pression, même si de tels exemples peuvent sembler insignifiants. Trouvez quelques minutes chaque jour où vous pourrez vous asseoir confortablement, les yeux fermés ; puis concentrez-vous sur la façon dont vous respirez, en notant chaque flux d'inspiration et d'expiration tout en empêchant les pensées passagères de s'accrocher à votre état d'esprit.

Cet entraînement régulier permet de développer le calme et la paix intérieure, ce qui favorise également la détente lors des activités quotidiennes.

Exercices de respiration : le pranayama, une pratique indienne, aide à augmenter les niveaux de concentration tout en oxygénant le corps et en maintenant un état d'esprit calme. Une bonne respiration aide également à soulager le stress. Lorsque vous faites face à des niveaux de stress élevés, le recours à différentes méthodes de respiration vous aidera à vous sentir mieux et à détendre le système parasympathique de votre corps.

En vous engageant dans ces différentes pratiques que je vous recommande d'expérimenter, pensez à concentrer toute votre attention sur votre respiration. Videz votre esprit de toute pensée indésirable et cultivez la paix intérieure. Dans la plupart des cas, quelques minutes suffisent pour vous recentrer, retrouver la tranquillité et relâcher toute tension.

Répéter des affirmations positives peut avoir un effet puissant sur votre état d'esprit et votre bien-être général. Voici une technique simple pour améliorer votre conscience respiratoire dans le cadre de cette pratique : touchez simplement vos mains sur le dessus de votre ventre lorsque vous respirez. Inspirez profondément par les narines, permettant à vos poumons de se remplir d'air pendant que vous dilatez votre estomac comme un ballon. Ensuite, libérez l'air lentement par la bouche, en contractant progressivement votre estomac jusqu'à ce que tout l'air soit expulsé de vos poumons. Essayez de maintenir cet espace vide pendant quelques instants avant de prendre une autre profonde inspiration. Commencez par poser vos deux mains sur votre ventre. Respirez profondément pour élever la conscience, créant une résonance supplémentaire lors de cet exercice de répétition d'affirmations positives.

Les affirmations positives sont des phrases ou des expressions que l'on se répète encore et encore pour renforcer une croyance positive ou développer une attitude mentale positive. Leur but est de reprogrammer notre esprit : modifier notre perception et notre façon de penser.

1. La confiance en soi se développe par des affirmations positives, qui visent à nous rappeler nos propres qualités et capacités. Lorsque nous répétons des affirmations qui nous rappellent nos forces, nous nous donnons l'impulsion dont nous avons besoin pour faire confiance à nos capacités et nous sentir suffisamment en confiance pour agir en conséquence, renforçant ainsi notre estime de soi.

2 : Entretenir un état d'esprit positif. Les affirmations positives nous aident à favoriser une vision favorable des défis que la vie présente. Grâce à la récitation constante d'affirmations qui inspirent la positivité, la gratitude et la ténacité envers nous-mêmes, nous conditionnons notre esprit à se concentrer sur les aspects positifs et à affronter l'adversité avec optimisme.

Le journal et la thérapie par écrit

Un journal est une forme d'écriture thérapeutique, et si vous en avez tenu un, vous vous êtes déjà engagé dans cette pratique. Durant mon adolescence, j'avais un journal qui me servait de confident ; cela a porté le poids de mes émotions. J'y mettais tout : la colère, la confusion, les sentiments d'injustice et d'innombrables questions comme pourquoi j'étais timide ou pourquoi je craignais tout. Écrire toutes ces pensées inexprimées était libérateur, presque cathartique.

Les approches utilisées en thérapie par l'écriture sont diverses et vont de la simple tenue d'un journal à des exercices plus structurés et ciblés. Certaines de ces techniques consistent à écrire des lettres non envoyées ou à créer de la poésie ou de la fiction, voire même des histoires de guérison par l'écriture.

L'écriture thérapeutique est quelque chose que vous pouvez faire seul ou en atelier. Les individus timides ont du mal à verbaliser leurs sentiments, refoulant tout à l'intérieur, sans issue. Cette émotion refoulée peut éventuellement se manifester de manière explosive à mesure qu'elle s'accumule au fil du temps. L'autothérapie par l'écriture est une pratique simple qui permet de prendre soin de soi, de gérer ses émotions et d'explorer son être intérieur. Tout ce dont vous avez besoin est une feuille de papier vierge et un stylo ; le reste coulera naturellement.

Le Tai Chi est un art martial interne chinois. Son objectif est de faire circuler l'énergie vitale (chi) dans tout le corps. C'est pourquoi les mouvements des séquences sont lents et fluides, permettant une bonne absorption de cette énergie qui se veut également élastique.

Généralement, les méthodes de relaxation les plus anciennes viennent d'Asie, comme le yoga (un mélange de méditation, d'ascétisme moral et d'exercice physique), le shiatsu (une technique de massage utilisant les doigts ou les paumes), le qi gong (impliquant des mouvements corporels lents, un contrôle de la respiration et une concentration mentale), ou le tai chi chuan (combinant une gymnastique lente avec des éléments des arts martiaux chinois), entre autres. Les versions pratiquées dans les cultures occidentales sont souvent diluées : ces pratiques ont généralement des racines profondes dans une tradition philosophique spécifique à l'origine.

Sophrologie, tai-chi ou yoga : autant de noms qui inspirent calme et harmonie. Dans le monde d'aujourd'hui, chaque jour gagne en intensité. Pourtant, pour certaines personnes, il devient essentiel de rechercher la tranquillité, un lieu de paix au sein de leur quotidien.

TECHNIQUE	DESCRIPTION	POURQUOI C'EST EFFICACE	COMMENT L'APPLIQUER
MÉDITATION	Pratique de la pleine conscience pour calmer l'esprit.	Réduit le stress et améliore la concentration.	Consacrer 10-20 minutes par jour à la méditation guidée ou silencieuse.
EXERCICES DE RESPIRATION	Techniques de respiration profonde pour apaiser le corps et l'esprit.	Aide à réduire l'anxiété et à réguler les émotions.	Pratiquer la respiration diaphragmatique ou la méthode 4-7-8 quotidiennement.
JOURNALING	Écriture de ses pensées et émotions pour les libérer.	Clarifie les pensées et soulage le stress émotionnel.	Tenir un journal quotidien, écrire librement sans jugement.
PRATIQUER LA GRATITUDE	Focalisation sur les aspects positifs de la vie.	Améliore l'humeur et réduit les pensées négatives.	Noter chaque jour trois choses pour lesquelles vous êtes reconnaissant.
VISUALISATION POSITIVE	Imagination de situations positives et apaisantes.	Encourage une perspective optimiste et calme.	Prendre quelques minutes chaque jour pour visualiser des

			scènes apaisantes.
DÉCONNEXION TECHNOLOGIQUE	Réduction du temps passé sur les appareils électroniques.	Diminue les distractions et améliore la qualité du sommeil.	Fixer des plages horaires sans écran, surtout avant le coucher.
ACTIVITÉS PHYSIQUES	Exercices réguliers pour libérer les tensions et améliorer l'humeur.	Stimule la production d'endorphines, les hormones du bien-être.	Pratiquer une activité physique agréable, comme la marche, le yoga, ou la natation.
THÉRAPIE ET COACHING	Accompagnement professionnel pour travailler sur le lâcher prise.	Fournit des outils et des perspectives personnalisés.	Consulter un thérapeute ou un coach spécialisé en gestion du stress.
PRATIQUE DE L'ACCEPTATION	Accueil des situations et émotions telles qu'elles sont.	Réduit la résistance et le stress lié aux événements incontrôlables.	Utiliser des affirmations et des réflexions sur l'acceptation quotidienne.
DÉLÉGATION DES TÂCHES	Confier certaines responsabilités à d'autres.	Libère du temps et réduit la surcharge mentale.	Identifier les tâches délégables et faire confiance à d'autres pour les accomplir.
TEMPS DANS LA NATURE	Passer du temps à l'extérieur pour se reconnecter avec la nature.	Apaise l'esprit et améliore le bien-être général.	Prendre régulièrement des promenades en plein air ou pratiquer des

activités en
nature.

Chapitre 5

Cultiver l'acceptation

Acceptez les circonstances

En pratiquant l'acceptation, nous nous ouvrons à toutes les expériences sans résistance. Nous reconnaissons chaque instant tel qu'il est et lui accordons l'espace et l'attention dont il a besoin pour évoluer au sein de notre conscience. Grâce à cette pratique, nous réalisons que les émotions liées à des situations défavorables sont transitoires : elles ne persistent pas indéfiniment, car tout est éphémère et finira par passer.

Accepter les choses telles qu'elles viennent peut en réalité être considéré comme une approche vaine et stagnante. En revanche, reconnaître l'importance de laisser de la place à la situation actuelle avant de prendre une action délibérée favorise un état d'esprit plus actif. Cela nous permet de prendre une décision en toute connaissance de cause sur la manière dont nous souhaitons résoudre le problème en question.

À la lumière de situations parfois tragiques, il faut prendre conscience de ses propres bénédictions. Trouver de la joie dans les plaisirs simples de la vie et être reconnaissant d'avoir une bonne santé et une famille aimante ; de véritables amitiés ou un partenaire de soutien sont des éléments souvent négligés.

En ma qualité de psychologue, j'ai tendance à déplacer ces questions vers le domaine du « moi » : comment le fait de reconnaître l'imperfection de nos circonstances extérieures améliore-t-il notre capacité à nous accorder la latitude d'être des êtres imparfaits ? Être capable d'accepter ce qui se passe à l'extérieur peut conduire à un processus d'apprentissage cognitif : faire la paix avec ce qui se passe à l'intérieur. À l'inverse, accepter l'intérieur vous permettra d'acquérir une meilleure tolérance à l'égard de ce qui se manifeste dans vos sphères externes. Dans ce contexte, adopter l'acceptation et la prise de conscience que ce soit au niveau mental ou émotionnel constitue une étape importante vers la transformation et la croissance. En favorisant l'acceptation de soi et en promouvant la compassion envers soi-même en fonction des vulnérabilités individuelles on créera un environnement propice à la guérison des parties blessées.

Bien sûr, c'est un jeu d'enfant de s'accepter quand tout est rose : lorsque vous atteignez une étape importante, remportez une victoire ou obtenez cette promotion. Mais accepter qui nous sommes dans des situations qui révèlent nos vulnérabilités, nos défauts ou nos souffrances est loin d'être facile. Pourtant, c'est dans de tels moments que la véritable essence de l'acceptation de soi inconditionnelle prend vie.

Une plus grande acceptation de soi implique de s'aimer davantage : intérieurement et extérieurement. Cela implique d'abandonner ce que vous ne pouvez pas changer et de valoriser ce qui vous rend unique. D'un autre côté, il n'est pas toujours facile de se sentir bien dans sa peau. Voici quelques façons de pratiquer l'acceptation de soi dans votre vie quotidienne :

Le changement est souvent perçu comme effrayant et ambigu, mais il peut également se présenter comme une opportunité de croissance et de découverte de soi. Lorsque vous reconnaissez vos émotions, restez optimiste, faites de petits pas, cherchez de l'aide ou marchez dans des eaux inexplorées, c'est à ce moment-là que vous vous dressez contre vos peurs et que vous finissez par dévoiler les bénéfices que le changement a apportés.

Le changement est une fatalité, une partie de la vie, toujours constante. Il peut évoquer une myriade d'émotions, de l'exaltation à l'effroi. Le plus souvent, la peur et le doute ont tendance à faire surface lorsque nous sommes confrontés à un changement. Considérez ceci : déménager dans une ville inconnue ou se lancer dans un nouvel emploi ou même le point culminant d'une relation – toutes ces situations engendrent généralement des sentiments de malaise et de tension. Mais paradoxalement, de telles transitions ouvrent également la voie à la métamorphose et à l'auto-évolution. Nous devons apprendre à surmonter la peur et le stress (qui découlent de l'incertitude) afin de pouvoir accueillir chaleureusement le changement lui-même et exploiter les potentialités qu'il apporte, quelle que soit leur fréquence.

Lorsque l'incertitude nous rend hyper conscients de notre environnement, elle nous donne la capacité de nous préparer de manière préventive au changement imminent auquel nous devons nous adapter.

Soyez attentif et restez présent.

-Favoriser la pleine conscience : participez à des tâches qui vous permettent de profiter pleinement et de vivre le temps présent, comme la méditation ou la marche en pleine conscience. Ceux-ci vous aideront à développer une appréciation des petits plaisirs de la vie.

Cultivez la pleine conscience. La pleine conscience signifie que vous vivez l'instant présent et que vous êtes conscient de vos pensées et de vos émotions sans aucune critique. Lorsque nous pratiquons la pleine conscience, nous prenons conscience des bonnes choses qui se produisent dans notre vie ainsi que celle de notre partenaire. Pensez à prendre quelques instants chaque jour pour réfléchir à ce que vous appréciez chez votre partenaire. Cela peut être aussi simple que d'apprécier son sens de l'humour ou la façon dont il vous tient la main, par exemple.

Cultivez la pleine conscience : la pleine conscience implique une présence complète dans le moment présent et la reconnaissance des pensées avec des sentiments sans évaluation. Grâce à la pleine conscience, on acquiert une conscience accrue des éléments qui justifient la gratitude ; par exemple, lorsque vous dégustez du thé, veillez à savourer sa saveur, son arôme ainsi que sa chaleur. Profitez de moments simples et laissez des vagues de gratitude vous engloutir.

Embrassez la gratitude.

La gratitude peut être démontrée par divers moyens, comme noter les choses pour lesquelles nous sommes reconnaissants dans un journal de gratitude, montrer notre appréciation aux autres verbalement ou par des actions, ou prendre le temps de réfléchir et de méditer sur les aspects positifs de notre vie. Il est crucial que nous consacrions du temps à ce rituel quotidien afin que nous puissions réellement ressentir l'impact positif qu'il peut avoir sur notre santé mentale et sur notre état émotionnel.

Sur le chemin de l'acceptation de soi, tisser gratitude et pleine conscience peut constituer une étape importante. Grâce à la gratitude, nous sommes capables de reconnaître et de tenir en estime les éléments positifs qui composent notre forme physique et notre existence. Cet acte nourrit notre estime de soi à travers ces simples réalisations de ce que nous possédons : la capacité de bouger, de respirer, de ressentir. Réfléchir à des actions quotidiennes qui seraient impossibles sans la coopération de notre corps nous inspire une admiration pour sa puissance et sa robustesse inhérentes (la gratitude nous permet d'apprécier les aspects positifs du corps, ce qui contribue à renforcer notre estime de soi). La pleine conscience peut grandement aider à cette appréciation.

Cultivez la méditation de gratitude : la méditation de gratitude est un rituel puissant qui consiste à vous concentrer sur les éléments positifs de votre vie et à vous sentir vraiment reconnaissant envers eux. Consacrez quelques instants quotidiennement à réfléchir aux choses qui suscitent en vous de la gratitude.

Favoriser l'approbation dans les relations et les engagements.

Construire des relations sociales plus saines est essentiel, et l'acceptation joue un rôle majeur dans la promotion de ces relations en promouvant la tolérance. Lorsque nous acceptons les autres tels qu'ils sont, avec toutes leurs imperfections et leurs forces, nous ouvrons notre cœur à la compassion et à la gentillesse. Cela renforce nos liens interpersonnels et réduit les conflits, car nous apprécions l'humanité malgré ses défauts.

Relations améliorées : L'acceptation de soi et des autres crée un espace pour des relations plus authentiques et plus profondes. En acceptant nos propres imperfections et celles des autres, nous favorisons une connexion humaine plus authentique et empathique.

L'acte d'acceptation nous permet également d'aborder les disparités et les discordes avec grâce et tendresse. Nous n'essayons pas de modifier nos homologues ou de les contraindre à s'adapter à nos normes ; nous apprenons plutôt à valoriser leurs perspectives individuelles et leurs expériences de vie. Une telle approche favorise un lien plus fort, saupoudré de compréhension mutuelle, voire de terrain d'entente, débarrassant ainsi les efforts énergiques qui conduisent souvent à un détachement accru.

ASPECT	DESCRIPTION	POURQUOI C'EST IMPORTANT	COMMENT L'APPLIQUER
AUTO-COMPASSION	Être bienveillant envers soi-même face aux erreurs et aux échecs.	Aide à réduire l'autocritique et à favoriser une attitude positive.	Pratiquer des affirmations positives et se pardonner les erreurs.
PRATIQUE DE LA PLEINE CONSCIENCE	Vivre le moment présent sans jugement.	Réduit le stress et augmente la clarté mentale.	Utiliser des applications de méditation ou des exercices de pleine conscience quotidiens.
GRATITUDE	Reconnaître et apprécier les aspects positifs de la vie.	Améliore l'humeur et favorise une perspective positive.	Tenir un journal de gratitude et noter chaque jour trois choses pour lesquelles vous êtes reconnaissant.
ACCEPTATION DES EMOTIONS	Accueillir toutes les émotions sans	Permet une meilleure régulation	Prendre quelques minutes chaque jour pour

	essayer de les supprimer.	émotionnelle et une diminution de l'anxiété.	identifier et accepter vos émotions.
COMPRÉHENSION DES LIMITES PERSONNELLES	Reconnaître ce qui est et n'est pas sous votre contrôle.	Diminue le stress lié aux attentes irréalistes et aux efforts inutiles.	Faire une liste des situations contrôlables et non contrôlables et se concentrer sur ce qui peut être changé.
DÉTACHEMENT	Se libérer de l'attachement excessif aux résultats et aux possessions.	Crée un sentiment de liberté et réduit les préoccupations matérielles.	Pratiquer le minimalisme et se rappeler régulièrement que le changement fait partie de la vie.
FLEXIBILITÉ MENTALE	Être ouvert aux changements et aux nouvelles perspectives.	Améliore la capacité à s'adapter et à gérer les imprévus.	S'engager dans des activités qui sortent de votre zone de confort et pratiquer la pensée positive.
SOUTIEN SOCIAL	S'entourer de personnes bienveillantes et compréhensives.	Renforce la résilience et fournit un réseau de soutien en cas de besoin.	Partager vos sentiments avec des amis proches ou rejoindre des groupes de soutien.
ACTIVITÉS DE RELAXATION	Participer à des activités qui apaisent l'esprit et le corps.	Réduit le stress et favorise un état de relaxation.	Intégrer des activités comme le yoga, la lecture, ou des

			promenades en plein air dans votre routine.
JOURNALISATION	Écrire ses pensées et émotions pour mieux les comprendre et les accepter.	Clarifie les pensées et aide à gérer les émotions difficiles.	Tenir un journal quotidien où vous exprimez vos sentiments et réflexions.
AUTO-RÉFLEXION	Prendre du temps pour réfléchir sur ses pensées, actions et émotions.	Favorise une meilleure compréhension de soi et aide à identifier les domaines à améliorer.	Réserver quelques minutes chaque jour pour la réflexion personnelle et l'évaluation de vos progrès.

Chapitre 6

Gérer les émotions et les pensées

Réaliser l'intelligence émotionnelle et reconnaître sa valeur.

À la base, l'intelligence émotionnelle fait référence à la capacité de comprendre et de contrôler nos émotions. Les éléments qui composent l'intelligence émotionnelle comprennent la conscience de soi, l'autorégulation, la motivation, l'empathie et les compétences sociales. Alors que l'intelligence émotionnelle est récemment devenue un mot à la mode dans les services RH du monde entier (certains chercheurs suggèrent que nous faisons tout notre possible pour la prendre au sérieux), il est reconnu que les gens doivent reconnaître leurs émotions au travail : cela peut conduire à des avantages pratiques comme une meilleure collaboration entre les employés ainsi que la création d'un environnement de travail plus heureux.

L'intelligence émotionnelle implique d'être capable de reconnaître et de contrôler ses émotions, mais comment y parvenir ? Découvrez des stratégies qui vous permettront de mieux vous comprendre. Les dirigeants efficaces savent bien qui ils sont. À travers ce guide, découvrez comment diriger en mettant clairement l'accent sur les objectifs, l'authenticité, l'ouverture, la fiabilité et la diplomatie. Cette évaluation particulière teste votre compréhension du sujet abordé. En identifiant les lacunes potentielles dans votre compréhension, vous pouvez avoir un aperçu à la fois de ce que vous savez déjà et des domaines qui nécessitent une amélioration. Cette information améliorera votre capacité à localiser le matériel approprié et à structurer votre parcours d'apprentissage en conséquence. Les cours suggérés à l'issue de cette évaluation peuvent aider à combler les lacunes de connaissances identifiées.

L'intelligence émotionnelle fait référence à la capacité d'un individu à identifier, comprendre et contrôler ses propres sentiments ainsi que ceux des autres. Cela implique également d'être capable d'utiliser ses émotions personnelles comme outil d'amélioration cognitive. Les principales composantes de l'intelligence émotionnelle sont la conscience de soi, l'autorégulation, l'empathie et les compétences sociales. En perfectionnant ces capacités, on peut mieux prendre en charge son propre état émotionnel tout en décodant les signaux tacites des autres lors de la communication ou des processus de prise de décision efficaces basés sur les commentaires reçus par le biais des émotions.

La gestion des émotions implique de développer la conscience de soi. La conscience consiste à reconnaître ce que vous ressentez non seulement en accueillant les émotions positives et négatives, mais également en comprenant leur impact sur les autres. Cela va au-delà des émotions elles-mêmes et explore vos forces, vos faiblesses et votre caractère : une partie de la connaissance de vous-même.

Intégrer la gestion des émotions dans le développement personnel et l'intelligence émotionnelle passe aussi par une bonne notion du temps : prendre du temps pour soi, pour son bien-être et pour se ressourcer. N'oubliez jamais le temps qui vous est réservé : reposez votre corps et votre esprit, livrez-vous à des activités personnelles ou partagez des moments de qualité avec votre entourage. Une gestion efficace des émotions consiste à prendre du temps pour soi ; c'est essentiel à une bonne gestion des émotions.

La première étape vers la conscience de soi consiste à comprendre vos propres émotions, car c'est ce qui vous permet de prendre le contrôle. Lorsque vous êtes conscient de ce qui vous rend heureux, de ce qui vous met en colère ou stressé et même excité, il devient plus facile de gérer ces sentiments ainsi que les réactions qui accompagnent ces émotions. Les compétences de communication efficaces devraient être votre prochain point d'attention après avoir atteint la conscience de soi, car les gens interprètent souvent mal les intentions des autres, ce qui dans la plupart des cas conduit à des conflits dus à des malentendus. Soyez plus attentif à votre langage corporel et à la qualité de votre ton vocal, ce qui contribuerait à améliorer une communication efficace. Pratiquez également la résilience émotionnelle : restez calme lorsque vous êtes submergé par des émotions négatives afin de ne pas perdre le fil, mais plutôt de rester concentré sur l'avancée malgré les difficultés rencontrées en cours de route. Ces quelques stratégies mentionnées ne sont que quelques exemples grâce auxquels on peut travailler à améliorer son niveau d'intelligence émotionnelle.

La régulation émotionnelle est actualisée par un ensemble diversifié de stratégies que les individus utilisent consciemment ou inconsciemment en fonction de la situation. La stratégie SOC-ER souligne l'importance de choisir des stratégies de régulation des émotions adaptées à nos capacités, au contexte et aux efforts nécessaires (sélection), tout en ayant également la possibilité de modifier nos réponses émotionnelles (optimisation) et de proposer des solutions alternatives ou de demander de l'aide (compensation).

Une autre approche consiste à adopter des stratégies d'adaptation axées sur les émotions et visant à gérer la détresse émotionnelle de la personne. Cela implique la minimisation de la menace, une réévaluation positive ou l'auto-accusation ainsi que l'évitement ou la fuite et la recherche d'un soutien social. Ces stratégies sont différentes, mais visent toutes à contrôler les émotions perturbatrices qui empêchent souvent de maintenir son bien-être psychologique ou de le restaurer en cas d'échec. Cela démontre de la flexibilité, chaque situation s'adapte à des réalités différentes, de sorte que les mécanismes de défense sont plus distinctifs.

Nos expériences passées qu'il s'agisse de traumatismes ou de triomphes jouent un rôle central dans l'élaboration de notre vision de la vie et la définition de nos besoins émotionnels. Les gens tirent des leçons de leurs réponses comportementales passées et discernent ce qui leur convient le mieux dans la gestion de leurs émotions à différents moments, ce qui conduit à un choix personnel de stratégies. Les recherches indiquent que les enfants et les adolescents ont recours à des techniques différentes de celles des adultes, soulignant la disparité dans les approches de régulation émotionnelle des groupes d'âge. Au fil du temps, on acquiert une meilleure connaissance de soi et on cultive des tactiques de régulation émotionnelle appropriées en fonction de ses besoins spécifiques, ce qui favorise l'adoption de ces stratégies personnalisées avec maturité.

Élevez l'empathie et la finesse dans les situations sociales.

La capacité à développer de l'empathie est une compétence essentielle qui a un impact positif profond sur les relations personnelles et professionnelles. Pratiquez une écoute active, comprenez le point de vue des autres, introspectez vos propres pensées et sentiments sans préjugés, retenez toute idée préconçue ou critique : une véritable compassion favorise l'intelligence émotionnelle tout en permettant un sentiment accru d'empathie. Gardez à l'esprit : l'empathie ne s'arrête pas à la compréhension des émotions des autres ; cela implique de prendre des mesures pour les soutenir et entretenir des liens profonds et significatifs.

Établissement de liens interpersonnels : des compétences sociales sont nécessaires pour réussir dans un cadre universitaire. L'intelligence émotionnelle vous permet de percevoir les émotions des autres, d'écouter attentivement, de communiquer clairement et de résoudre les conflits de manière positive. En conséquence, vous serez en mesure de nouer de bonnes relations avec vos instructeurs, vos pairs et toutes les autres personnes autour de vous.

La troisième étape consiste à reconnaître l'importance des autres individus et à comprendre leur situation. Pour ce faire, vous pouvez utiliser des outils comme l'écoute active, l'observation ou la curiosité visant à comprendre les émotions, les besoins et les motivations des membres de votre équipe, des clients et des investisseurs ou partenaires. Faire preuve d'appréciation et de soutien vous permet de développer des relations basées sur la confiance ; ce qui, à son tour, contribue à une communication et une collaboration efficaces menant à l'entretien d'une culture de travail positive et inclusive. Construire des relations non basées sur des transactions, mais sur la confiance grâce à une compréhension empathique.

Méthodes d'application directe pour améliorer l'intelligence émotionnelle.

Engagez l'intelligence émotionnelle comme s'il s'agissait d'un rituel quotidien. La voie à suivre pour améliorer l'intelligence émotionnelle ne réside pas dans des manuels ou des séminaires ; cet état se manifeste lorsqu'il est appliqué dans les interactions quotidiennes. Imaginez mettre en œuvre l'intelligence émotionnelle avec vous-même, votre équipe, votre clientèle, voire vos associés. Imaginez-la à travers le prisme de la conscience de soi, de l'autogestion, de la conscience sociale et de la gestion des relations : des éléments constituant l'intelligence émotionnelle. Par exemple, actualisez votre conscience de soi en réfléchissant à vos émotions, à vos pensées, voire à vos inclinations à l'action. Gouvernez-la par l'autogestion, gardez le contrôle de vos émotions, évitez le brouillard induit par le stress, trouvez la motivation en vous. Sinon, explorez la conscience sociale, marchez doucement dans le sillage de l'empathie, efforcez-vous de déchiffrer les besoins qui sous-tendent les actions des autres et respectez la diversité dûment notée dans les signaux silencieux que les gens proposent.

Gestion de la relation ? Ce n'est pas sorcier, mais c'est définitivement un art : communiquer de manière significative, mais suffisamment simple pour une compréhension mutuelle ; une collaboration fructueuse où les idées circulent sans stagnation et où les conflits ne s'enveniment pas sans être résolus : autant de signes distinctifs d'une gestion efficace des relations.

L'amélioration de l'intelligence émotionnelle est importante pour la croissance personnelle et professionnelle. Il existe plusieurs façons d'améliorer votre intelligence émotionnelle, notamment en apprenant de vos erreurs. Si vous voulez être le genre de personne qui fait tout ce qu'elle peut pour éviter de commettre des erreurs dans ses relations ou au travail, considérez les activités et informations suivantes qui vous sont proposées : jetez un regard critique sur ce qui vous est présenté et sélectionnez les domaines que vous avez besoin d'améliorer, car cela vous serait bénéfique.

Le développement de l'intelligence émotionnelle est la clé du succès dans le monde du travail. Les individus dotés d'une intelligence émotionnelle développée peuvent mieux comprendre et contrôler leurs propres émotions ainsi que celles des autres, ce qui nous permet alors de nous connecter avec les autres à un niveau plus profond, d'assurer une communication efficace et de gérer les conflits de manière constructive.

L'amélioration de l'intelligence émotionnelle joue un rôle déterminant dans la promotion d'un engagement optimal avec les collègues de travail, conduisant à une communication compétente et à une résolution positive des conflits qui se nourrit de l'empathie. Vos émotions jouent un rôle central dans la façon dont vous percevez les situations : il est important de comprendre ce qui les déclenche, comment les apprivoiser et de tenir compte des sentiments des autres. En étant ouvert à vos émotions et en comprenant la cause profonde de vos réactions, vous serez en mesure de cultiver des relations saines qui permettent une communication efficace sans compromettre votre capacité à aborder les problèmes qui comptent le plus pour vous ou pour vos collègues.

ASPECT	DESCRIPTION	POURQUOI C'EST IMPORTANT	COMMENT L'APPLIQUER
IDENTIFICATION DES ÉMOTIONS	Reconnaître et nommer les émotions ressenties.	Aide à mieux comprendre et gérer les émotions.	Tenir un journal des émotions, noter les situations et les émotions associées.
AUTO-COMPASSION	Être bienveillant envers soi-même dans les moments de difficulté émotionnelle.	Réduit l'autocritique et favorise une attitude positive.	Pratiquer des affirmations positives et se traiter comme un ami bienveillant.
TECHNIQUES DE RESPIRATION	Utiliser des techniques de respiration pour calmer le	Diminue l'anxiété et aide à gérer les émotions intenses.	Pratiquer la respiration profonde ou la technique 4-7-8

	système nerveux.		quotidiennement.
PLEINE CONSCIENCE	Se concentrer sur le moment présent sans jugement.	Réduit le stress et améliore la clarté mentale.	Intégrer des séances de méditation de pleine conscience dans votre routine.
COGNITION POSITIVE	Remplacer les pensées négatives par des pensées positives.	Améliore l'humeur et la résilience émotionnelle.	Pratiquer la restructuration cognitive et se concentrer sur les aspects positifs.
EXPRESSION DES ÉMOTIONS	Trouver des moyens sains d'exprimer ses émotions.	Empêche l'accumulation d'émotions négatives et favorise le bien-être.	Utiliser des activités comme l'écriture, l'art ou la discussion avec un ami.
DÉCONNEXION TECHNOLOGIQUE	Réduire le temps passé sur les écrans pour diminuer les stimuli stressants.	Améliore la qualité du sommeil et réduit l'anxiété.	Fixer des plages horaires sans écran, surtout avant le coucher.

EXERCICE PHYSIQUE	Utiliser l'activité physique pour libérer les tensions émotionnelles.	Stimule la production d'endorphines et améliore l'humeur.	Intégrer des activités comme la marche, le yoga ou la natation dans votre routine.
PRATIQUE DE LA GRATITUDE	Focaliser sur les aspects positifs et les bénédictions de la vie.	Améliore l'humeur et réduit les pensées négatives.	Tenir un journal de gratitude et noter chaque jour trois choses pour lesquelles vous êtes reconnaissant.
SOUTIEN SOCIAL	Partager ses émotions et pensées avec des personnes de confiance.	Renforce la résilience et fournit un réseau de soutien.	Passer du temps avec des amis proches ou rejoindre des groupes de soutien.
LIMITATION DE LA CULPABILITÉ	Apprendre à se pardonner et à lâcher prise sur la culpabilité.	Favorise la paix intérieure et la santé mentale.	Pratiquer l'auto-pardon et se concentrer sur l'amélioration continue.

Chapitre 7

Apprendre à faire confiance

Maîtriser l'art de la confiance. La confiance est vitale dans les relations personnelles et professionnelles.

Établir la confiance est un élément essentiel dans toutes les relations, qu'elles soient personnelles ou professionnelles. En affaires, la confiance revêt une importance encore plus grande, car elle ouvre la voie à des partenariats, des collaborations et une fidélité de clientèle réussis qui se forment sur la compréhension mutuelle de cette confiance. L'ouverture et l'honnêteté ont toujours été et seront les moyens les plus efficaces d'instaurer la confiance : lorsque les personnes et les entreprises révèlent la vérité derrière leurs actions, leurs décisions ou même leur communication elle-même ; elles favorisent une atmosphère où la confiance peut prospérer.

Les relations prospèrent sur la confiance, et cela inclut également les relations de leadership : établir la confiance est essentiel dans les efforts de consolidation d'équipe qui aboutissent à un environnement de travail confiant. Lorsque les dirigeants font preuve de fiabilité, cela engendre un sentiment de sécurité et de protection psychologique qui peut aider les gens à survivre et à s'épanouir. La confiance envers les autres se développe en fonction du degré d'ouverture et de transparence des dirigeants lorsqu'ils traitent des informations concernant le bien-être des autres employés ; leur propre vulnérabilité témoigne également du niveau de sécurité qu'ils peuvent offrir aux autres.

La confiance entre les personnes est cruciale lorsqu'elles coopèrent à la création d'emplois ; si elle n'existait pas, ni vous ni vos employés ne seriez capables de fonctionner comme un tout, mais comme une somme d'individus, incapables de partager des informations sur le processus de production. Établissez la confiance en favorisant une communication ouverte et l'honnêteté.

La communication positive est la pierre angulaire de l'établissement de la confiance. L'importance d'être ouvert et honnête dans la communication peut être perçue dans le sens où lorsque les individus sont transparents sur leurs intentions, leurs attentes ou les défis auxquels ils pourraient être confrontés, ils évitent les malentendus. Cela favorise la compréhension mutuelle sans aucun effort. Un bon exemple serait un manager qui partage ouvertement avec son équipe les objectifs et les stratégies de l'entreprise : cela favorise la transparence au sein de l'organisation et crée une confiance dans laquelle tous les employés se sentent valorisés. Cette discussion ouverte mène à la coopération, ce qui signifie que chaque employé peut participer en partageant ses idées.

Améliore la connexion : la communication est une voie à double sens qui repose sur la confiance et mène à des dialogues ouverts, honnêtes et efficaces. La compréhension mutuelle ne peut être obtenue que grâce à une communication ouverte qui permet aux deux parties d'exprimer leurs attentes et leurs préoccupations sans aucune réserve ni limitation.

La confiance établie peut être détruite. C'est comme un château de cartes complexe : une fois qu'une brèche s'est produite, le processus de restauration semble presque impossible. Mais ce n'est pas tout à fait le cas : avec un effort qui découle de la sincérité et de la transparence grâce à la reconnaissance des fautes, la confiance peut être rétablie. Le chemin vers la confiance à nouveau peut être semé d'embûches ; cependant, il s'agit d'un effort essentiel pour tout leader recherchant la longévité dans la haute performance de son équipe. Lorsque la confiance est compromise, faire le premier pas vers son rétablissement implique d'admettre ouvertement l'erreur et d'admettre largement sa faute. Cela devrait être un aveu : qu'il s'agisse de promesses non tenues, d'incohérence ou de non-réponse aux attentes… révélez votre vulnérabilité en acceptant que vous êtes en faute. Cet aveu devrait être suivi d'excuses sans réserve. Il doit décrire votre acceptation de l'entière responsabilité de l'abus de confiance et indiquer également vos regrets. Démontrez par la suite que vous vous engagez irrévocablement à changer ; cela pourrait impliquer des changements dans les processus décisionnels ou les politiques liées à la transparence. Vous devez garder un œil régulier (de manière cohérente) sur les suivis après de tels incidents, car ils aident à montrer que les mesures sont effectivement prises comme promises et rappellent aux autres pourquoi ce problème est important. Cela améliore la fiabilité du leader et indique votre volonté de changer et de corriger les erreurs. Cependant, il est important de comprendre que regagner la confiance ne se fait pas du jour au lendemain, mais grâce à des efforts délibérés et soutenus au fil du temps. Rétablir la confiance est un défi, mais en démontrant continuellement son engagement, en garantissant la transparence dans le partage d'informations et en maintenant des actions positives cela devient une voie vers la construction d'un leadership puissant dans lequel les partisans ont confiance.

Une réponse positive, mais des défis qui peuvent affaiblir la confiance même lorsqu'elle repose sur des bases solides. Une fois perdue, la confiance n'est pas facile à restaurer, quels que soient nos efforts. Mais en attendant, rappelez-vous que poser des gestes simples peut contribuer de manière significative au maintien d'un environnement de travail sain où règne une harmonie mélodieuse.

Faire confiance aux autres est une tâche difficile. Mais leur montrer qu'ils peuvent nous faire confiance est encore plus difficile : nous savons qu'un comportement positif engendre un comportement positif en retour. Donnons l'exemple : soyons ce que nous attendons des autres, ou ce que nous leur demandons d'être maintenant. Respectons avec la plus grande sincérité les accords conclus lors de la résolution des conflits et, à l'avenir, efforçons-nous de maintenir une attitude irréprochable. Disons bonjour avec chaleur et gratitude ; soyons courtois et agréables dans nos interactions. Efforçons-nous d'être prévisibles, car la cohérence entre les paroles et les actions constitue le fondement de la fiabilité en adoptant le principe « faites ce que je dis, dites ce que je fais ».

La relation entre la confiance dans le leadership et son influence sur la culture organisationnelle.

La croyance dans les capacités, l'intégrité et la gentillesse de ceux qui dirigent une organisation conduit à un leadership basé sur la confiance. Cela induit des changements sans précédent dans le comportement du système organisationnel. Lorsque les dirigeants se montrent dignes de confiance, la réponse des employés se traduit généralement par un plus grand engagement ; l'innovation s'épanouit dans un environnement rempli de confiance. En effet, lorsque les employés croient que leur leader est fiable et reconnaissent l'échec dans le cadre du parcours d'innovation (ils se sentent en sécurité psychologiquement), ils sont susceptibles de prendre des risques calculés : ce qui peut impliquer d'exprimer des opinions divergentes et de proposer des idées créatives en collatéral. Une fois la confiance établie, les membres de l'équipe trouvent facile de se soutenir mutuellement et de collaborer sur des objectifs communs. Surmonter la résistance devient possible grâce à la confiance dans le leadership lors des transformations organisationnelles ou des périodes où l'incertitude prévaut. Avoir confiance dans la compétence des dirigeants pour superviser le changement facilite le changement. En fin de compte, une forme de leadership fondée sur la confiance peut apporter de la satisfaction au travail. Lorsque les employés font confiance à ceux qui les dirigent, ils font preuve d'une plus grande satisfaction au travail, ce qui favorise des résultats positifs pour l'organisation : productivité améliorée, taux de roulement réduits et engagement accru à accomplir les tâches, en particulier celles visant à atteindre les objectifs organisationnels.

La croyance dans le leadership est fondamentale pour diriger les acteurs d'un orchestre organisationnel et sans cela, on peut être conduit à un désastre. Mais faire confiance à un leader qui ne mérite pas la confiance est pire, car il perd ainsi que les membres de l'équipe. Un environnement dans lequel les dirigeants n'ont pas confiance peut entraîner de nombreux résultats indésirables, tels qu'une faible productivité des employés et une insatisfaction qui peut résulter du taux de rotation élevé qui l'entretient.

La confiance envers un leader a un impact sur toutes les sphères du travail d'équipe et sur son déroulement. Qu'il s'agisse de la dynamique d'équipe ou des résultats commerciaux, la confiance dans le leadership oriente les processus de prise de décision et les réponses aux défis dont la résolution peut ne pas être simple. La confiance est au cœur de la culture organisationnelle ; elle détermine les attitudes et les comportements (ainsi que les résultats) des individus au sein d'une organisation. Influencez les résultats positifs grâce à la confiance entre les équipes et créez un climat de collaboration.

Favoriser la confiance sur le lieu de travail : la confiance est le fondement d'un environnement de travail ouvert où chaque membre de l'équipe se sent apprécié. Elle cultive une culture de respect mutuel, de compréhension et de collaboration qui mène à un espace de travail psychologiquement et émotionnellement sain.

La gestion par la confiance encourage le travail d'équipe et le soutien entre les membres de l'équipe. Un environnement basé sur la confiance mutuelle garantit la libre circulation des idées, favorise la créativité et recherche une aide collective pour résoudre les problèmes ; tous les éléments favorisant l'innovation au sein de l'organisation.

Un environnement de travail hautement fiable facilite la croissance holistique des équipes et de leurs membres individuels. C'est la raison pour laquelle vous devez offrir à votre personnel la possibilité d'améliorer ses compétences personnelles. Un tel investissement augmente leur niveau de satisfaction au travail et leur confiance dans l'organisation.

L'importance de la confiance pour le développement personnel et la croissance.

Dans le domaine de la croissance personnelle, développer la confiance en soi peut être un avantage supplémentaire pour un individu. Lorsque les gens travaillent à leur propre développement, ils développent généralement un sentiment d'accomplissement qui renforce leur estime de soi et leur confiance en soi. Avec un niveau de confiance accru, les individus sont plus prédisposés à rechercher sans crainte de nouveaux défis ou opportunités qui se présentent à eux. Ils doivent démontrer leur confiance en leurs capacités.

L'évolution de la confiance étant essentielle à son établissement ainsi qu'à sa stabilité, il est indispensable de favoriser les situations propices au partage. Ne vous privez donc pas des moments informels, des activités de team building ou des discussions ouvertes. Ce sont les occasions où les individus font connaissance les uns avec les autres à un niveau personnel et peuvent ainsi établir des liens plus solides qui soutiennent la confiance dans les collaborations futures.

La croissance est un processus continu impliquant de nourrir son propre esprit, son corps et son état émotionnel donc personnel. Cela rend le développement personnel important pour alimenter une telle croissance en dotant les individus des compétences et des informations qui les mèneront à leurs objectifs. Cela aide les gens à savoir dans quoi ils sont bons (forces) et ce qu'ils doivent améliorer (faiblesses), à identifier des objectifs réalistes et à s'efforcer de les atteindre. La capacité d'être conscient de soi en plus d'être assertif et adaptatif améliore le concept de développement personnel qui est un élément essentiel pour la réalisation de la croissance personnelle.

Aspect	Description	Pourquoi c'est important	Comment l'appliquer
Auto-Compassion	Être bienveillant envers soi-même pour favoriser la confiance en soi.	Une meilleure relation avec soi-même aide à faire confiance aux autres.	Pratiquer des affirmations positives et se pardonner les erreurs passées.
Connaissance de Soi	Comprendre ses propres valeurs, limites et besoins.	Clarifie ce que l'on attend des autres et aide à établir des relations saines.	Tenir un journal personnel et réfléchir sur ses expériences et ses réactions.
Communication Ouverte	Exprimer clairement ses pensées et émotions aux autres.	Évite les malentendus et renforce la transparence.	Pratiquer l'écoute active et partager ses sentiments honnêtement.
Établir des Limites	Définir ce qui est acceptable et ce qui ne l'est pas dans les relations.	Protège contre les abus et favorise des interactions respectueuses.	Identifier ses limites et les communiquer clairement aux autres.
Observation et Évaluation	Prendre le temps de connaître les autres et	Permet de juger de la fiabilité et de	Être attentif aux comportements

	observer leurs actions.	l'intégrité des personnes.	cohérents et respectueux.
Expériences Positives	Accumuler des interactions positives avec les autres.	Renforce la confiance grâce à des preuves concrètes de fiabilité.	Participer à des activités de groupe et noter les expériences positives.
Patience et Temps	Permettre aux relations de se développer naturellement.	La confiance se construit graduellement et demande du temps.	Ne pas se précipiter et respecter le rythme naturel des relations.
Acceptation des Risques	Reconnaître que faire confiance implique une part de vulnérabilité.	Accepter les risques aide à surmonter les peurs et à établir des liens plus profonds.	Prendre des petits risques et évaluer les résultats positifs.
Pratique du Pardon	Savoir pardonner les erreurs mineures et apprendre des expériences.	Favorise la résilience et la continuité des relations.	Pratiquer le pardon sincère et apprendre à tourner la page.
Soutien Social	S'entourer de personnes bienveillantes et compréhensives.	Renforce le sentiment de sécurité et de soutien.	Rechercher des relations basées sur la réciprocité et le respect.

Éducation et Formation	Apprendre sur la psychologie des relations et la confiance.	Fournit des outils et des stratégies pour développer la confiance.	Lire des livres, suivre des cours ou assister à des ateliers sur les relations interpersonnelles.

Chapitre 8

Appliquer le lâcher-prise dans différents aspects de la vie

Incorporez l'art de la libération dans diverses facettes de la vie.

Commencez par vous débarrasser de vos biens matériels.

Faites le premier pas vers cette entreprise en recherchant des espaces de vie alternatifs, qu'il s'agisse d'un nouvel appartement ou de la demeure d'une confidente. Familiarisez-vous avec les formalités bureaucratiques essentielles. Débarrassez-vous progressivement de vos affaires afin de vous décharger psychologiquement contribuera à atténuer toute éventualité inattendue qui pourrait en résulter.

Dans le domaine des immobilisations, un aspect primordial est de savoir quand et comment les céder. Même si abandonner un investissement peut paraître paradoxal, il existe des situations où se départir d'actifs immobilisés est impératif. Cela pourrait être dû à leur manque d'utilité ou de rentabilité ou à leur obsolescence qui justifie leur remplacement par des machines de pointe. Quoi qu'il en soit, se débarrasser des actifs financiers est une procédure délicate : elle nécessite également une orchestration et une mise en œuvre méticuleuses.

Économisez vos efforts – ne gaspillez pas toute votre énergie à essayer d'aider tout le monde. Imaginez ceci : vous vous promenez avec un compagnon et il s'embourbe. Au lieu de plonger pour le sortir et d'être vous-même pris au piège, trouvez un long bâton à sa portée qu'il pourra utiliser comme levier pour se dégager. Visualiser cette scène vous permet de comprendre que nous aidons les autres en nous accrochant à notre centre, en les libérant de siphonner notre inconfort et en n'absorbant pas le leur.

De temps en temps, nous nous retrouvons piégés dans le passé : nos fautes, nos erreurs et nos souvenirs pleins de remords. Nous portons le poids des échecs, enchaînés par les chaînes de désolation qu'ils entraînent. Malgré cela, nous devons nous libérer. Nous devons nous débarrasser de tout ce qui entrave notre progrès et nous efforcer de vivre une vie débordante de joie et de satisfaction, libérée du fardeau de ces vestiges du passé.

Forger la libération et l'acquittement implique de dire adieu à nos faux pas et à nos appréhensions passées. Un acte qui peut libérer les éléments qui entravent notre croissance et nous propulser sur la voie du développement. C'est en reconnaissant nos erreurs, en nous accordant le pardon et en tirant les leçons de ces mésaventures que nous nous déchargeons de leur poids, laissant place à une évolution personnelle et à une métamorphose positive. Considérez ceci : si nous sommes sans cesse attachés aux reliques d'une relation dégradée d'antan, cela ferme les portes à de nouvelles possibilités. Mais en nous détachant de cette agonie et de cette acrimonie enracinées dans cette expérience, nous pouvons accueillir de nouvelles relations à bras ouverts, prêts à embrasser des expériences inédites, sans préjugés ni idées préconçues. C'est seulement alors que la véritable croissance devient réalisable ; lorsque les leçons tirées des échecs passés ne servent pas de chaînes nous ancrant à cette histoire, mais plutôt de phares éclairant un avenir inexploré.

Les erreurs et les pièges ne sont pas séparables des réussites. En fait, ils jouent un rôle important dans notre croissance en tant qu'individus, seulement si nous choisissons de les voir de cette façon plutôt que d'accepter la défaite qui affirme facilement nos croyances de doute de soi. Lorsque l'échec frappe à la porte, asseyons-nous et réfléchissons à ce que l'expérience nous enseigne ; soyons prêts à peaufiner nos stratégies tout en poursuivant nos efforts vers la réalisation de nos objectifs. À titre d'illustration, ne pas obtenir un entretien d'embauche ne devrait pas être synonyme d'inemployabilité : recherchez des commentaires sur la façon d'améliorer vos compétences tout en recherchant d'autres offres d'emploi où vous pourrez appliquer ces compétences améliorées sans perdre espoir.

Se libérer des relations malsaines est crucial.

Lorsque vous devez lutter contre la toxicité dans une relation, soyez conscient des comportements préjudiciables et demandez l'aide de professionnels. Bonne communication : n'évitez pas la confrontation, mais trouvez le moment approprié pour discuter des questions difficiles. Fixer des limites à ce qui constitue un comportement acceptable pour les deux parties garantit le respect entre elles. Être ouvert aux commentaires permet l'ajustement et la compréhension, tandis que se concentrer sur la croissance personnelle offre la possibilité d'évaluer ses priorités et ses valeurs qui devraient guider les décisions prises dans les situations futures. La pratique de la responsabilité doit suivre ces valeurs identifiées sans regarder en arrière les résultats possibles des autres personnes impliquées, agissez d'abord de manière responsable envers vous-même.

Se séparer d'une relation toxique ouvre la voie à de nouvelles voies de développement personnel, d'épanouissement et de relations saines à l'avenir, vous permettant de vous libérer des chaînes du passé et de tourner votre regard vers un avenir plus prometteur.

Se libérer d'une relation toxique peut être épuisant sur le plan émotionnel, mais une fois libéré, il est important de garder à l'esprit qu'il existe différents types de systèmes de soutien auxquels vous pouvez vous adresser. Vos amis, votre famille ou même des professionnels de la santé mentale ont un rôle à jouer et lorsque vous vous souvenez qu'ils peuvent vous aider à traverser cette épreuve période difficile, cela vous facilite la tâche. N'oubliez pas : vous n'êtes pas seul et il est essentiel de demander l'aide dont vous avez besoin ;

Adonnez-vous à des pratiques de soins personnels : maintenez votre santé physique et mentale en participant à des activités qui favorisent la relaxation et les soins personnels, comme l'exercice physique ou la méditation.

Si vous souhaitez améliorer votre santé, élaborez un plan intégrant une alimentation saine et de l'exercice dans la vie quotidienne : cela devrait faire partie de votre programme. Si votre objectif est d'évoluer professionnellement, identifiez les compétences spécifiques que vous aspirez à acquérir ; puis gardez un œil sur les moyens par lesquels vous pouvez les nourrir.

En cette époque de précipitation et d'agitation, il est important pour nous de trouver du temps pour nous détendre et lâcher prise, car c'est crucial pour garder le corps en bonne santé et nourrir l'esprit. La relaxation est bien plus qu'une simple pause : il s'agit de créer activement une atmosphère qui favorise la paix en nous-mêmes – un choix conscient vers la sérénité et la tranquillité. Examinons ce sujet sous des angles variés. Soyez prêt à libérer tout attachement que vous pourriez avoir pour avoir besoin de la validation des autres.

Notre combat contre le détachement ? Elle est plus que jamais dominée par l'emprise des pressions sociales. Nous recherchons fréquemment les signes d'approbation des autres, pétrifiés à l'idée d'être l'objet de sourcils levés si nos choix s'écartent de ce que la société attend ou juge normal. Cette force peut avoir un impact puissant, surtout lorsqu'il s'agit de s'éloigner de relations ou de trajectoires de carrière. Prenons ce scénario : s'accrocher à un beau salaire qui n'apporte aucune joie simplement parce qu'il est orné de prestige sociétal pourrait être le simple résultat de succomber à cette pression. En d'autres termes : ne sous-estimez pas le pouvoir et la prévalence de la pression des pairs dans votre vie.

Abandonner le contrôle n'est pas une tâche simple ; c'est beaucoup plus facile à dire qu'à exécuter. Cela exige une transformation de la disposition mentale et une volonté de nous libérer de la contrainte de surveiller chaque petit détail de notre vie. Une bonne façon de commencer ce voyage consiste à examiner les peurs et les insécurités qui sous-tendent notre besoin de contrôle. À titre d'illustration, si nous craignons l'échec, nous pourrions être obligés de manipuler chaque résultat afin de ne jamais rencontrer de désillusion. Mais une fois ces peurs identifiées et traitées, nous pouvons commencer à relâcher notre emprise et à nous laisser aller au rythme naturel que la vie nous présente.

Transformationnel : le processus consistant à abandonner le contrôle et à permettre à la vie de suivre son propre cours. Cela demande du courage et une profonde introspection, ainsi que la volonté de renoncer à l'emprise que nous avons sur nos vies. Lorsque nous acceptons l'incertitude, avons foi dans le cosmos et nous détachons de toute attente, c'est alors que nous découvrons la paix, la joie et le contentement le long de ce chemin sinueux appelé la vie.

Faites taire les voix du doute dans votre esprit ; libérez-vous des croyances qui ne servent qu'à vous retenir.

Pour actualiser nos capacités et atteindre notre plein épanouissement, il est nécessaire d'éliminer le système de croyances qui entrave notre progrès et les conversations négatives que nous entretenons avec nous-mêmes. Nous pouvons surmonter les croyances limitantes et le discours intérieur négatif en suivant les étapes suivantes : reconnaître quelles sont les croyances limitantes, les remettre en question ; utiliser des affirmations positives pour remplacer toute négativité ; nous entourer de personnes qui inspirent la positivité ; regarder les expériences négatives dans une perspective différente et enfin agir pour surmonter ces croyances et atteindre vos objectifs.

Vaincre ces croyances limitantes et faire taire les discours intérieurs négatifs n'est pas une promenade de santé, mais c'est un exploit nécessaire pour la croissance et le développement au niveau personnel. Prendre note de vos croyances limitantes, les remettre en question ; reformuler ce discours négatif ; vous

103

montrer un peu d'amour et vous entourer de positivité peut totalement changer votre vie et vous amener à cet objectif. Le changement n'est pas seulement un événement : c'est un processus qui nécessite du temps et des efforts pour cultiver de nouvelles habitudes et de nouveaux systèmes de croyances. Cependant, si vous faites preuve de persévérance et d'engagement, surmonter ces croyances limitantes et votre discours intérieur négatif peut vous conduire vers une vie pleine de but et de satisfaction.

Il n'est pas facile de surmonter les croyances limitantes et le discours intérieur négatif ; cependant, cela peut être fait. En reconnaissant et en affrontant vos croyances limitantes, en adoptant un discours intérieur positif, en faisant preuve de gratitude, en vous assurant que votre environnement comprend des individus positifs et en étant proactif, vous pouvez vous libérer de ces obstacles et concrétiser toutes les possibilités à votre portée. Gardez à l'esprit que vous possédez la capacité de transformer votre état d'esprit et vos croyances ; avec des stratégies et des méthodologies appropriées, il est plausible pour vous de façonner la vie que vous désirez.

Aspect de la Vie	Description	Pourquoi c'est important	Comment l'appliquer
Travail et Carrière	Lâcher prise sur le besoin de tout contrôler et accepter l'incertitude.	Réduit le stress professionnel et améliore la satisfaction au travail.	Déléguer des tâches, fixer des limites claires entre travail et vie personnelle, et accepter les erreurs comme des opportunités d'apprentissage.
Relations Personnelles	Lâcher prise sur les attentes irréalistes envers les autres.	Favorise des relations plus saines et authentiques.	Pratiquer l'écoute active, accepter les différences, et se concentrer sur la communication honnête et ouverte.
Santé et Bien-être	Lâcher prise sur les préoccupations excessives concernant la santé.	Contribue à une meilleure santé mentale et physique.	Adopter des habitudes de vie saines, pratiquer la pleine conscience et accepter que certaines choses ne peuvent pas être contrôlées.
Parenting	Lâcher prise sur le besoin de	Encourage l'autonomie et	Donner aux enfants la liberté

	contrôler chaque aspect de la vie des enfants.	la confiance en soi chez les enfants.	de faire des erreurs et apprendre, tout en offrant un soutien bienveillant.
Finances	Lâcher prise sur l'anxiété financière excessive.	Améliore la gestion financière et réduit le stress lié à l'argent.	Établir un budget réaliste, planifier à l'avance et accepter que certaines fluctuations financières sont normales.
Développement Personnel	Lâcher prise sur la perfection et accepter les imperfections.	Favorise la croissance personnelle et l'auto-acceptation.	Fixer des objectifs réalistes, célébrer les petites réussites et apprendre des échecs.
Loisirs et Temps Libre	Lâcher prise sur le besoin d'être constamment productif.	Permet de profiter pleinement des moments de détente et de loisirs.	S'accorder du temps pour des activités plaisantes sans culpabilité, et pratiquer des hobbies sans pression de performance.
Spiritualité	Lâcher prise sur les doutes et les	Renforce la connexion	Pratiquer la méditation, la

	peurs spirituelles.	spirituelle et la paix intérieure.	prière, et accepter le mystère et l'incertitude de la vie spirituelle.
Social Media	Lâcher prise sur la comparaison constante avec les autres.	Réduit l'anxiété sociale et favorise une image de soi positive.	Limiter le temps passé sur les réseaux sociaux, suivre des comptes positifs, et se rappeler que les apparences en ligne peuvent être trompeuses.
Décisions de Vie	Lâcher prise sur la peur de prendre de mauvaises décisions.	Augmente la confiance en soi et la prise de décision.	Faire des choix éclairés avec les informations disponibles et accepter que l'incertitude fait partie de la vie.

Chapitre 9

Pratiquer le Détachement

Apprendre à lâcher prise : comprendre le détachement émotionnel

Le détachement émotionnel, dans le langage psychologique, est la capacité de se distancier de ses émotions et de ses pensées. Il est communément considéré comme un mécanisme de défense adopté par les individus pour se protéger des blessures ou des bouleversements émotionnels ; même si certains pourraient l'interpréter comme un vice, il faut reconnaître que le détachement émotionnel peut affecter la santé mentale d'une personne de manière positive ou négative.

Il y a une chose que vous devez maîtriser avant de pouvoir véritablement maîtriser le détachement émotionnel : le comprendre. Le détachement émotionnel ne signifie pas supprimer ou réprimer les émotions ; il s'agit plutôt de les reconnaître et de les accepter sans se laisser submerger. Il s'agit de trouver un équilibre entre reconnaître nos émotions et ne pas les laisser prendre le contrôle de nos vies. Lorsque nous pratiquons le détachement émotionnel, nous nous éloignons suffisamment de nos émotions pour les observer objectivement, cela nous donne la capacité de réagir de manière réfléchie au lieu de réagir de manière impulsive.

Le détachement émotionnel n'est pas aussi simple. Il s'agit de l'un des concepts psychologiques les plus complexes, capables d'entraîner un individu vers des effets positifs ou négatifs sur son propre bien-être mental. Dans certains cas, cela peut être à la fois un mécanisme de défense et une stratégie d'adaptation ; cependant, cela empêche également les gens de nouer des relations significatives qui pourraient leur apporter joie et soutien. Comprendre si le détachement émotionnel fonctionne pour ou contre vous exige une grande conscience de soi ainsi qu'une rétrospection à différents moments de votre vie. Il serait nécessaire de demander l'aide d'un professionnel si jamais cela devenait problématique.

Appréciez les avantages liés au détachement émotionnel.

Lorsque nous parlons d'évolution, aller au-delà des seuls aspects physiques de notre vie et entrer dans le détachement peut être très bénéfique pour le bien-être mental et émotionnel. Il a été constaté que le détachement contribue positivement à l'amélioration des capacités cognitives, réduisant le stress et l'anxiété, améliorant les relations interpersonnelles avec les autres ainsi que la résilience. C'est grâce au détachement que nous pouvons prospérer dans tous les domaines de notre vie. C'est vraiment un choix simple : pourquoi ne pas essayer ? Commencez par vous débarrasser consciemment de vos attachements, en adoptant cet art du détachement, et soyez agréablement surpris de voir comment cela change votre vie.

Le détachement est un moyen qui peut augmenter considérablement notre capacité de prise de décision. Lorsque nous nous détachons des émotions et des attachements, nous pouvons acquérir une perspective différente, plus objective. Et cette objectivité nous permet de prendre des décisions fondées sur la rationalité et la logique plutôt que de nous laisser influencer par nos préjugés personnels ou nos attachements aux autres. À titre d'exemple, disons que vous envisagez d'investir dans une certaine action, mais que vous entretenez des liens émotionnels avec elle en raison de ce qui s'est passé auparavant. En vous détachant de ces émotions, vous serez en mesure d'évaluer l'investissement de manière objective et ainsi de prendre une décision plus éclairée, sans vous laisser influencer par les événements passés.

Le détachement détient l'un de ses principaux avantages dans la mesure où il permet de réduire le stress et l'anxiété. Nous nous trouvons souvent trop attachés aux résultats, aux attentes ou aux opinions des autres ; le détachement de ceux-ci peut nous soulager de l'inquiétude constante de ce qui nous attend et nous permettre de nous concentrer plutôt sur le moment présent. Par exemple, vous détacher des attentes concernant le résultat d'un entretien d'embauche et vous concentrer sur le fait de donner le meilleur de vous-même pendant l'entretien lui-même peut vous amener à vous sentir moins anxieux. Il est intéressant de noter qu'une telle approche se traduit souvent par de meilleures performances avec des niveaux d'anxiété inférieurs.

Se couper des anticipations et des résultats.

Prenons, par exemple, un fort attachement à un résultat au travail, comme l'aspiration à une promotion. Essayez plutôt de vous détacher de ce résultat particulier et concentrez-vous sur le fait de donner le meilleur de vous-même dans le présent : reconnaissez qu'il existe des facteurs indépendants de votre volonté et que les choses ne se dérouleront pas toujours comme vous l'espériez. Abandonner l'attachement et accueillir l'acceptation signifie abandonner ce qui aurait pu être et s'ouvrir à ce qui pourrait être : de nouvelles possibilités et opportunités apparaissent.

Elon Musk, l'entrepreneur visionnaire qui a fondé SpaceX et Tesla, incarne le détachement comme stratégie de réussite. Bien qu'il soit connu pour ses objectifs audacieux et sa volonté intransigeante d'innovation, Musk reste paradoxalement détaché des résultats. Il reconnaît que l'échec est inévitable et va jusqu'à admettre ouvertement qu'il est prêt à échouer pour explorer des territoires inexplorés. Ce détachement l'empêche d'être submergé par la peur de l'échec et lui permet de canaliser ses énergies uniquement vers la réalisation de ses objectifs, et non vers le succès en soi.

Établissez des limites dans les relations pour maintenir un équilibre sain.

Les limites, une fois établies, sont le signe de relations interpersonnelles saines, fondées sur l'égalité et le respect mutuel. Nous protégeons notre moi émotionnel en traçant ces lignes et maintenons le tissu de nos relations. Voici quelques conseils pour actualiser cette approche :.

Tracer des limites saines est essentiel pour atteindre un équilibre émotionnel qui permet une communication efficace, ce qui conduit à favoriser la gestion des conflits dans des relations où les deux parties se sentent à l'aise parce que leurs besoins personnels sont satisfaits tout en prenant soin d'elles-mêmes : en d'autres termes, l'établissement de limites implique une conscience de soi grâce à la concentration sur soi, à la confiance et au respect mutuels ainsi qu'à la responsabilité personnelle.

Fixer des limitations peut être un obstacle, car il est difficile ; cependant, cela permet de préserver ses ressources et d'entretenir des relations saines. En fixant des limites bien définies, nous sommes capables de façonner qui nous sommes en tant qu'individus et de signaler aux autres ce que nous approuvons ou désapprouvons. Cela nous permet de nous sentir respectés et valorisés dans nos interactions. Gérer les attentes concentrez-vous sur l'acceptation.

Apprendre à accepter, c'est aussi comprendre comment nous pouvons utiliser les différences et les conflits avec grâce et compassion. Nous n'essayons pas de changer ou de forcer nos partenaires à s'adapter à ce que nous voulons qu'ils soient ; apprécier leurs perspectives et expériences uniques peut nous rapprocher de la recherche d'une connexion et d'un respect mutuels, qui viennent de la compréhension de leur point de vue.

La colère est une composante des étapes de l'acceptation ; acceptez-la en ne vous blâmant pas de la ressentir et accueillez-la plutôt. Laissez-lui l'espace et le temps nécessaires pour décliner, s'apaiser et se dissiper, puis agir d'une manière à la fois positive et constructive.

L'auto-compassion joue un rôle central dans la gestion des émotions, car elle permet de s'accepter pleinement, avec toutes les émotions positives et négatives. Cela favorise une attitude positive même dans les moments difficiles, nourrit l'estime de soi et cultive l'optimisme dans le monologue intérieur, ce qui est essentiel pour surmonter les obstacles qui se présentent à vous. La vie a sa propre façon de fonctionner : apprenez à y croire.

Et ainsi, progressivement, vous deviendrez ce que vous souhaiteriez être, sans peur et sans hésitation. "J'ai choisi de mener ma vie d'une manière différente, où je prends des décisions basées non seulement sur ce que je désire, mais surtout sur ce que je ne souhaite plus".

Développez la confiance en vous et dans le cosmos. Abandonner le contrôle implique d'avoir confiance en vos propres capacités ainsi que d'avoir confiance que l'univers est de votre côté. Croyez en votre force intérieure et en votre débrouillardise pour surmonter tout obstacle qui croise votre chemin ; ayez confiance dans le dessein cosmique pour vous même lorsqu'il semble nébuleux. Lorsque la confiance envers vous-même et envers l'univers est établie, il ne reste plus aucune contrainte de manipuler toutes les conséquences : il suffit de marcher dans l'inconnu sans vous accrocher au contrôle, mais avec la conviction que vous êtes soutenu par quelque chose de plus grand que vous-même.

Aspect	Description	Pourquoi c'est important	Comment l'appliquer
Acceptation de l'Impermanence	Reconnaître que tout dans la vie est temporaire.	Aide à apprécier le moment présent et à réduire l'attachement.	Pratiquer la méditation sur l'impermanence, réfléchir sur le caractère éphémère des situations et des possessions.
Diminuer les Attentes	Réduire les attentes envers les	Évite les déceptions et	Fixer des attentes réalistes, se concentrer sur

	autres et les situations.	favorise la flexibilité.	ses propres actions plutôt que sur celles des autres.
Simplification de la Vie	Réduire les possessions matérielles et les engagements superflus.	Favorise la clarté mentale et réduit le stress.	Pratiquer le minimalisme, faire régulièrement le tri dans ses affaires, et dire non aux engagements non essentiels.
Auto-Compassion	Être bienveillant envers soi-même et ses erreurs.	Réduit l'autocritique et favorise l'auto-acceptation.	Pratiquer des affirmations positives, se pardonner ses erreurs et célébrer ses petites victoires.
Équilibre Entre Travail et Vie Personnelle	Ne pas laisser le travail dominer tous les aspects de sa vie.	Préserve la santé mentale et améliore les relations personnelles.	Fixer des limites claires entre le travail et la vie personnelle, prendre du temps pour des loisirs et des activités sociales.

Mindfulness	Se concentrer sur le moment présent sans jugement.	Réduit le stress et améliore la clarté mentale.	Pratiquer la méditation de pleine conscience, intégrer des moments de pleine conscience dans la journée.
Distanciation Émotionnelle	Apprendre à observer ses émotions sans s'y identifier.	Aide à gérer les émotions de manière saine et à éviter les réactions impulsives.	Pratiquer la méditation et la réflexion personnelle pour observer ses émotions de manière détachée.
Auto-Réflexion	Réfléchir régulièrement sur ses actions et pensées.	Favorise une meilleure compréhension de soi et des motivations.	Tenir un journal, faire des bilans réguliers de ses actions et de ses pensées.
Déconnexion Technologique	Réduire le temps passé sur les appareils électroniques et les réseaux sociaux.	Diminue les distractions et améliore la qualité du sommeil.	Fixer des plages horaires sans écran, pratiquer des activités en plein air.

Pardon	Libérer les ressentiments envers soi-même et les autres.	Favorise la paix intérieure et des relations plus harmonieuses.	Pratiquer le pardon sincère, se concentrer sur les aspects positifs des autres et de soi-même.
Pratique de la Gratitude	Se concentrer sur les aspects positifs de la vie.	Améliore l'humeur et favorise une perspective positive.	Tenir un journal de gratitude, exprimer régulièrement sa reconnaissance envers les autres.

Programme sur 30 jours

Jour 1:

- **Objectif:** Comprendre le concept de lâcher prise.

- **Action:** Lire un article ou un chapitre de livre sur le lâcher prise.

- **Réflexion:** Écrire dans un journal ce que lâcher prise signifie pour vous.

Jour 2:

- **Objectif:** Prendre conscience de ses attachements.

- **Action:** Faire une liste de toutes les choses, personnes et situations auxquelles vous êtes attaché.

- **Réflexion:** Identifier celles qui causent le plus de stress.

Jour 3:

- **Objectif:** Pratiquer la pleine conscience.

- **Action:** Faire une méditation guidée de 10 minutes axée sur la pleine conscience.

- **Réflexion:** Noter comment vous vous sentez après la méditation.

Jour 4:

- **Objectif:** Identifier les attentes irréalistes.

- **Action:** Faire une liste de vos attentes envers vous-même et les autres.

- **Réflexion:** Réfléchir sur les attentes qui sont irréalistes ou sources de stress.

Jour 5:

- **Objectif:** Accepter l'incertitude.
- **Action:** Passer 10 minutes en méditation en acceptant l'idée que tout est impermanent.
- **Réflexion:** Noter une situation où l'incertitude vous a causé du stress et comment l'accepter pourrait aider.

Jour 6:

- **Objectif:** Développer l'auto-compassion.
- **Action:** Écrire une lettre bienveillante à vous-même.
- **Réflexion:** Lire la lettre à voix haute et noter vos sentiments.

Jour 7:

- **Objectif:** Repos et réflexion.
- **Action:** Relire votre journal de la semaine.
- **Réflexion:** Noter les principaux apprentissages et domaines à améliorer.

Semaine 2: Techniques Pratiques

Jour 8:

- **Objectif:** Pratiquer la respiration consciente.
- **Action:** Faire un exercice de respiration 4-7-8 (Inspire 4 secondes, Retient 7 secondes, Expire 8 secondes).

- **Réflexion:** Noter l'impact de cet exercice sur votre état mental.

Jour 9:

- **Objectif:** Simplifier votre environnement.
- **Action:** Désencombrer un espace de votre maison (ex. bureau, placard).
- **Réflexion:** Noter comment cet espace simplifié affecte votre état d'esprit.

Jour 10:

- **Objectif:** Pratiquer la gratitude.
- **Action:** Écrire trois choses pour lesquelles vous êtes reconnaissant.
- **Réflexion:** Noter comment pratiquer la gratitude affecte votre humeur.

Jour 11:

- **Objectif:** Établir des limites saines.
- **Action:** Identifier une situation où vous avez besoin de fixer des limites et le faire.
- **Réflexion:** Noter les résultats et vos sentiments après avoir fixé des limites.

Jour 12:

- **Objectif:** Apprendre à pardonner.

- **Action:** Choisir une personne à qui vous voulez pardonner et écrire une lettre de pardon (pas besoin de l'envoyer).
- **Réflexion:** Noter vos sentiments après avoir écrit la lettre.

Jour 13:

- **Objectif:** Pratiquer l'acceptation.
- **Action:** Passer du temps à méditer sur une situation que vous ne pouvez pas changer.
- **Réflexion:** Noter vos pensées et sentiments sur cette situation après la méditation.

Jour 14:

- **Objectif:** Repos et réflexion.
- **Action:** Relire votre journal de la semaine.
- **Réflexion:** Noter les progrès réalisés et les défis rencontrés.

Semaine 3: Développement de Nouvelles Habitudes

Jour 15:

- **Objectif:** Développer une routine de méditation.
- **Action:** S'engager à une méditation de 10 minutes chaque matin.
- **Réflexion:** Noter l'impact de la méditation matinale sur votre journée.

Jour 16:

- **Objectif:** Pratiquer la déconnexion numérique.
- **Action:** Passer une journée sans réseaux sociaux.
- **Réflexion:** Noter comment cette déconnexion affecte votre mental et votre productivité.

Jour 17:

- **Objectif:** Cultiver des relations saines.
- **Action:** Planifier un moment de qualité avec un ami ou un membre de la famille.
- **Réflexion:** Noter comment ce temps de qualité a influencé votre bien-être.

Jour 18:

- **Objectif:** Déléguer des tâches.
- **Action:** Identifier une tâche que vous pouvez déléguer et le faire.
- **Réflexion:** Noter les résultats et comment vous vous sentez après avoir délégué.

Jour 19:

- **Objectif:** Pratiquer le minimalisme.
- **Action:** Faire le tri dans vos possessions et donner ce que vous n'utilisez plus.
- **Réflexion:** Noter comment cet acte de minimalisme affecte votre état mental.

Jour 20:

- **Objectif:** Pratiquer l'écoute active.

- **Action:** Avoir une conversation en écoutant activement sans interrompre.
- **Réflexion:** Noter les différences dans la qualité de la conversation et vos sentiments.

Jour 21:

- **Objectif:** Repos et réflexion.
- **Action:** Relire votre journal de la semaine.
- **Réflexion:** Noter les principaux apprentissages et domaines à améliorer.

Semaine 4: Intégration et Renforcement

Jour 22:

- **Objectif:** Renforcer l'auto-réflexion.
- **Action:** Passer 20 minutes en auto-réflexion sur vos progrès.
- **Réflexion:** Noter les domaines où vous avez le plus progressé et ceux qui nécessitent plus de travail.

Jour 23:

- **Objectif:** Intégrer les exercices de respiration.
- **Action:** Pratiquer la respiration 4-7-8 trois fois dans la journée.
- **Réflexion:** Noter comment ces pauses respiratoires affectent votre niveau de stress.

Jour 24:

- **Objectif:** Maintenir les limites saines.

- **Action:** Réévaluer et ajuster les limites que vous avez établies.

- **Réflexion:** Noter les effets des limites ajustées sur vos relations et votre bien-être.

Jour 25:

- **Objectif:** Continuer à pratiquer le pardon.

- **Action:** Réfléchir à une autre personne ou situation à pardonner et écrire une lettre de pardon.

- **Réflexion:** Noter vos sentiments après cet exercice de pardon.

Jour 26:

- **Objectif:** Pratiquer la gratitude quotidienne.

- **Action:** Tenir un journal de gratitude et ajouter trois nouvelles choses chaque jour.

- **Réflexion:** Noter l'impact de cette pratique sur votre humeur et votre perspective.

Jour 27:

- **Objectif:** Renforcer la méditation quotidienne.

- **Action:** Augmenter votre temps de méditation à 15 minutes.

- **Réflexion:** Noter comment ce temps de méditation prolongé affecte votre calme et votre clarté mentale.

Jour 28:

- **Objectif:** Apprendre de nouvelles techniques de lâcher-prise.
- **Action:** Lire un article ou écouter un podcast sur une nouvelle technique de lâcher-prise.
- **Réflexion:** Noter comment vous pouvez intégrer cette nouvelle technique dans votre vie.

Jour 29:

- **Objectif:** Évaluer les progrès globaux.
- **Action:** Relire tout votre journal des 30 jours.
- **Réflexion:** Noter les principaux apprentissages, défis surmontés, et les techniques les plus efficaces pour vous.

Jour 30:

- **Objectif:** Planifier l'avenir.
- **Action:** Établir un plan pour continuer à pratiquer le lâcher-prise au-delà des 30 jours.
- **Réflexion:** Noter vos objectifs à long terme pour intégrer le lâcher-prise dans votre vie quotidienne.

QUIZZ

Question 1

Qu'est-ce que le lâcher-prise ?

A. Abandonner toutes ses responsabilités

B. Se détacher émotionnellement des choses que l'on ne peut pas contrôler

C. Ne plus se soucier de rien

D. Eviter toutes les situations stressantes

Question 2

Quelle pratique peut aider à réduire le stress et favoriser le lâcher-prise ?

A. L'exercice physique

B. La méditation

C. Manger des sucreries

D. Regarder la télévision toute la journée

Question 3

Pourquoi est-il important de fixer des limites personnelles ?

A. Pour contrôler les autres

B. Pour éviter de prendre des décisions

C. Pour protéger son bien-être et éviter le surmenage

D. Pour montrer sa supériorité

Question 4

Quel est un bon moyen de pratiquer l'auto-compassion ?

A. Se critiquer sévèrement pour chaque erreur

B. Se parler avec bienveillance comme on le ferait avec un ami

C. Ignorer ses émotions

D. Faire semblant d'être toujours parfait

Question 5

Comment la gratitude peut-elle aider à lâcher prise ?

A. En augmentant les attentes envers les autres

B. En se concentrant sur les aspects positifs et en réduisant le stress

C. En se comparant constamment aux autres

D. En accumulant plus de possessions matérielles

Question 6

Quelle technique peut être utilisée pour calmer le système nerveux et réduire l'anxiété ?

A. La respiration profonde

B. Boire du café

C. Manger des aliments épicés

D. Travailler plus dur

Question 7

Pourquoi est-il bénéfique de déléguer des tâches ?

A. Pour se débarrasser des responsabilités

B. Pour réduire la charge de travail et éviter le burnout

C. Pour impressionner les autres

D. Pour éviter de travailler du tout

Question 8

Quelle est une bonne pratique pour accepter les situations que l'on ne peut pas changer ?

A. Se plaindre constamment

B. La méditation sur l'impermanence

C. Essayer de tout contrôler

D. Ignorer complètement la situation

Question 9

Comment la pratique du pardon peut-elle contribuer au lâcher-prise ?

A. En permettant de relâcher les ressentiments et de trouver la paix intérieure

B. En évitant les personnes qui nous ont blessés

C. En ruminant constamment les injustices passées

D. En cherchant à se venger

Question 10

Quel est le rôle de la pleine conscience dans le processus de lâcher-prise ?

A. Focaliser sur le futur et ses incertitudes

B. Se concentrer sur le moment présent sans jugement

C. Revivre constamment les erreurs passées

D. Ignorer ses émotions et ses pensées

Réponses du Quiz

1. B. Se détacher émotionnellement des choses que l'on ne peut pas contrôler

2. B. La méditation

3. C. Pour protéger son bien-être et éviter le surmenage

4. B. Se parler avec bienveillance comme on le ferait avec un ami

5. B. En se concentrant sur les aspects positifs et en réduisant le stress

6. A. La respiration profonde

7. A. Pour réduire la charge de travail et éviter le burnout

8. A. La méditation sur l'impermanence

9. A. En permettant de relâcher les ressentiments et de trouver la paix intérieure

10. A. Se concentrer sur le moment présent sans jugement

Conclusion

Apprendre à lâcher prise est un voyage continu, un acte de foi en soi-même et en l'univers. À travers les pages de ce livre, nous avons exploré les nombreuses dimensions de cette pratique essentielle. Nous avons découvert comment le lâcher-prise peut transformer notre vie, réduire le stress, améliorer notre santé mentale et émotionnelle, et nous aider à vivre de manière plus authentique et joyeuse.

Lâcher prise ne signifie pas abandonner nos responsabilités ou nos aspirations, mais plutôt relâcher notre emprise sur les choses que nous ne pouvons pas contrôler. C'est accepter l'impermanence de la vie, cultiver la pleine conscience, et trouver la paix intérieure en embrassant l'incertitude.

Ce voyage vers le lâcher-prise demande du courage, de la patience et de la compassion envers soi-même. Il s'agit d'un engagement à vivre chaque jour avec une intention renouvelée de se libérer des chaînes du passé et des peurs de l'avenir, pour se concentrer pleinement sur le moment présent.

En conclusion, le lâcher-prise est un acte de libération. C'est une décision consciente de vivre avec plus de légèreté et de sérénité. En intégrant les pratiques et les réflexions partagées dans ce livre, vous pouvez commencer à transformer votre vie, pas à pas, en créant un espace pour la paix, la joie et l'épanouissement personnel.

Je vous encourage à continuer ce voyage avec détermination et douceur. Chaque petit pas compte et chaque effort vous rapproche d'une vie plus libre et plus épanouie. Que ce livre soit une source d'inspiration et de guidance sur votre chemin vers le lâcher-prise.

Merci de m'avoir accompagné dans cette exploration. Que vous trouviez la paix et la joie dans chaque moment, et que le lâcher-prise devienne une source constante de force et de sérénité dans votre vie.

Avec bienveillance et gratitude

Qu'en avez-vous pensé ?

Laisser votre avis à propos du livre sur Amazon, même succinct, nous aide énormément.

Alors même s'il ne fait que quelques mots, je vous serais extrêmement reconnaissant de me laisser votre ressenti dans un commentaire.

Pour cela, scanner le QR code ci-dessous ou connectez-vous à votre compte Amazon, cliquez sur Commandes, trouvez ce livre, et enfin, cliquez sur le bouton Écrire un Commentaire.

Remerciement

Je tiens à exprimer ma gratitude envers les personnes qui ont rendu possible la réalisation de ce livre.

Je remercie également mes amis qui ont été une source d'inspiration importante par rapport aux problèmes rencontrés au quotidien. Le partage de nos expériences a été très enrichissant d'un point de vue personnel.

Merci aux lecteurs, en espérant que ce livre puisse vous donner les clés pour apprendre à lâcher prise.

Copyright